北京协和醫院
临床护理教学指南

主　编　霍晓鹏　吴欣娟
副主编　史冬雷　张红梅

编　者（按姓氏笔画排序）

王　青	王　茜	王　巍	王晓杰	尤丽丽	史冬雷
兰　静	朱佳楠	华小雪	刘　芳	刘　莹	刘玮楠
孙　宇	孙朋霞	孙建华	李　凡	李　真	李　梅
李红艳	李琳凤	连冬梅	吴欣娟	佟冰渡	张　蒙
张红梅	张雨辰	张海洋	赵　菲	赵　霞	赵艳伟
赵海艳	南　莎	贺子夏	徐雪蕾	郭　羽	郭　娜
曹　晶	韩　通	焦　静	谢　丹	赖小星	管启云
潘新伟	薄海欣	霍晓鹏			

人民卫生出版社
·北京·

图书在版编目（CIP）数据

北京协和医院临床护理教学指南/霍晓鹏，吴欣娟
主编．—北京：人民卫生出版社，2021.3（2025.2 重印）
ISBN 978-7-117-31324-7

Ⅰ.①北…　Ⅱ.①霍…②吴…　Ⅲ.①护理学-教学
研究-指南　Ⅳ.①R47-42

中国版本图书馆 CIP 数据核字（2021）第 037542 号

人卫智网　**www.ipmph.com**	医学教育、学术、考试、健康， 购书智慧智能综合服务平台	
人卫官网　**www.pmph.com**	人卫官方资讯发布平台	

北京协和医院临床护理教学指南
Beijing Xiehe Yiyuan Linchuang Huli Jiaoxue Zhinan

主　　编：霍晓鹏　吴欣娟
出版发行：人民卫生出版社（中继线 010-59780011）
地　　址：北京市朝阳区潘家园南里 19 号
邮　　编：100021
E－mail：pmph @ pmph.com
购书热线：010-59787592　010-59787584　010-65264830
印　　刷：三河市潮河印业有限公司
经　　销：新华书店
开　　本：787×1092　1/16　印张：11
字　　数：275 千字
版　　次：2021 年 3 月第 1 版
印　　次：2025 年 2 月第 2 次印刷
标准书号：ISBN 978-7-117-31324-7
定　　价：39.00 元

打击盗版举报电话：**010-59787491**　E－mail：**WQ @ pmph.com**
质量问题联系电话：**010-59787234**　E－mail：**zhiliang @ pmph.com**

序

建立完善的临床护理教学管理体系是保障教学质量，提高教学效率，满足护士学习需求及提高护士队伍素质的基础。随着教育学理论与研究的飞速发展、教学方法的不断革新，临床护理教学不断涌现新方法、新举措，有力地推动了临床护理教学工作质量的提升。

北京协和医院是中国现代护理事业的摇篮，经过一百年的发展，形成了具有协和特色的核心价值观和护理文化。协和护理教育始终定位于"高进、优教、严出"的优质水准，在坚守老协和"三基三严""高标准、高起点、高水平"的基础上，不断紧跟医疗卫生改革发展步伐，积极创新临床护理教学管理机制。在长期的临床教学实践中，协和护理人坚持创新与发展，理论与实践相结合，总结出大量宝贵的临床护理教学经验。为充分发挥协和护理旗帜的引领作用，与全国护理同仁共同分享心得、共同促进我国临床护理教学水平的提升，北京协和医院护理部组织医院临床一线的护理教学专家和护理教学骨干编写了《北京协和医院临床护理教学指南》。该指南涵盖了北京协和医院临床护理教学管理、临床教学方法等核心内容，紧密围绕以人为本的教育理念，在强调临床护理教学模式创新的同时，注重临床护理教学管理；在体现临床护理教学理论与方法的同时，贯穿协和现行的工作规范、管理制度。该指南的编写力求做到内容翔实、先进实用，富含协和特色。我们期望该指南不仅能够方便广大读者阅读、理解与借鉴，成为临床各级护理教育者的良师益友；而且能够展现我国当代临床护理教学的前沿水平，为强化临床护理教学管理，提升我国临床护理教学质量，提供指导。

该指南在编写过程中参考了大量的相关文献，也得到了北京协和医院多位教育专家的鼎力支持，在此表示衷心的感谢！指南编写人员本着"严谨求精"的协和精神、高度负责的态度投入编写工作，但因为时间仓促和水平有限，不妥之处在所难免，欢迎各界同仁批评指正。

吴欣娟

2020 年 12 月于北京

前　言

临床护理教学是护理教育的关键环节，更是护理专业可持续发展的必要保证。临床教学质量的高低，直接影响着护理人才的素质和护理教育的质量。随着人民群众健康需求的不断增长和医改的逐步推进，特别是优质护理服务工作的深入开展，对护士的素质能力提出了更高的要求，从而也对临床护理教学提出了新的挑战。

临床护理教学涵盖范围广泛，包括临床护理教学组织管理体系、临床护理教学老师的选拔与培养、临床护理教学老师的素质与能力、临床护理教学老师的岗位职责、护理教学质量评价体系、护理教学考核、评优与激励、临床护理带教工作管理、临床护理教学方法、护理教学资源、信息化护理教学等。规范临床护理教学管理，有助于提升护理教育质量，培养适应新时期医院需要的高素质护理人才。

协和护理教育始终恪守"勤、慎、警、护"的教育箴言，培养了一批又一批高层次护理人才。《北京协和医院临床护理教学指南》是协和护理深入探索研究新形势下临床护理教学管理的产物。本书的特色是紧密结合临床护理教学工作，有深度、广度，语言生动易懂，详尽介绍了北京协和医院临床护理教学的理念及体系，可操作性强。全书共八章，内容包括临床护理教学概述、临床护理教学管理、护理人员教学管理制度、临床护理带教管理制度、临床护理教学方法、信息化护理教学、临床护理科研管理、护理管理。希望通过这本书让大家了解北京协和医院临床护理教学工作的开展及管理，取其精华，优化临床护理教学工作的关键环节，提升临床护理教学质量。

本书适用于护理教育者、临床护理教学老师、新护士、护士学生和进修护士阅读。感谢各级领导对本书的高度重视和支持。感谢各位编委在本书编写过程中付出的努力，从而高效率地完成了编写任务。需要说明的是，由于本书编写者学识、能力有限，难免存在不妥之处，敬请广大护理同仁批评指正。

霍晓鹏

2020 年 12 月

目　录

第一章

临床护理教学概述

第一节　护理教育的发展

一、教育的基本理念

教育理念是在实际教育和思维活动当中教育者所形成的一种对于理想的追求和教育价值取向,是教育主体在教学实践及教育思维活动中形成的对"教育应然"的理性认识和主观要求。教育理念之于教育实践,具有引导定向的意义。现代主要的教育理念有:以人为本、全面发展、素质教育、创造性理念、主体性理念、个性化理念、开放性理念、多样化理念、生态和谐理念、系统性理念。

二、护理教育学的概念

护理教育学是护理学与教育学相结合而形成的一门交叉学科,护理教育是为护理学科培养具有宽厚的医学、人文学、护理学等知识,并为人类健康服务的护理人才的专业教育活动,是一门研究护理领域内教育活动及其规律的应用性学科。护理教育以培养合格的护理人才,开展护理科学研究和护理教育研究及发展社会服务项目为任务。护理教育的规模、结构和质量直接影响着护理人力的数量、结构和质量。

三、我国现行的护理教育层次及形式结构

(一)层次结构

我国护理教育的层次按照培养护理人才的等级由低到高可分为中等护理教育、专科护理教育、本科护理教育和研究生护理教育 4 个层次。

1. 中等护理教育　中等护理教育是培养初级临床应用型护理人员的职业护理教育,招生对象为初中毕业或具有高中文化程度的青年,通过统一的入学考试,择优录取,学习年限一般为 3～4 年。通过学习,学生必须掌握中等教育所必须的文化基础知识,本专业所需的医学基础知识、护理理论及实践技能,具有为临床中常见疾病、多发疾病及危重症患者提供病情观察、应急处理、基础护理及健康教育的能力,具有基础的卫生保健知识。学生按照学校计划完成全部课程并通过考试,发放中专毕业证书。

2. 专科护理教育　护理专科教育是培养具有实际工作能力的中级护理人才,招生对象一般是高中毕业或者有同等学力的青年,也可为中专毕业后已经参加护理工作的护士,办学方式多样,学习年限不一,根据招生对象及办学方式 2～5 年不等。通过学习,学生应在掌握护理基础理论、基本知识、基本技能的基础上,提高专科护理理论和技能水平,掌握本专业的

新知识、新技术，具备整体护理、保健康复、健康教育等能力。学生按照学校计划完成全部课程并通过考试，发放专科毕业证书。

3. 本科护理教育 护理本科教育是培养既具有一定的临床实际工作能力又具有一定的管理、教学及科研能力的临床应用型及学科型护理人才。办学形式常见两种，第一种为高中毕业后通过国家统一入学考试，进入护理学院进行4~5年学习；第二种为已取得护理专科文凭，通过国家统一的自学考试、全日制专科升本科、函授专科升本科等教育形式，进行2~3年学习。通过学习，在掌握护理学的基础理论、基本知识及基本技能上，还应具备创新精神、独立解决问题的能力和自我发展的能力，具有护理教学、护理科研、护理管理的能力。学生按照学校计划完成全部课程并通过考试，发放本科毕业证书，按照国家颁布的学位条例规定授予相应的学士学位。

4. 研究生护理教育 分两个层次，即护理学硕士研究生教育和博士研究生教育。

（1）护理学专业硕士研究生教育：是建立在本科教育之上的，培养高层次护理专业人才的教育，是培养具有从事专科护理，护理管理、护理教学和护理科研的高级护理人才。目前我国实施护理学硕士研究生教育的机构主要是各医科大学或综合大学的护理学院或护理系。招生对象是高等医学院校或其他高等学校相关专业毕业生或具有同等学力者，学习年限一般为三年。学习期间由研究生的指导老师按照专业培养目标的要求，根据研究生管理部门的相关制度及研究生的研究方向制订每个研究生的培养计划，该计划对研究生的研究方向，学习期间时间安排、指导方式、考核期、学位论文和培养方法等都应有具体的规定。通过学习，研究生应具备坚实的护理学理论基础和系统的专业知识，了解本学科国内外发展前沿，具有科学的创新精神、评判性思维能力、独立研究能力和自我发展能力，在护理学专业某领域具有一定专长。研究生在学习期间修满规定学分，各门课程经考试和考查成绩合格，论文通过答辩经国家授权的硕士学位评定委员会批准，获授硕士学位及硕士学历毕业证书。

（2）护理学专业博士研究生教育：是我国护理人才培养的最高层次，护理学博士研究生教育的任务是培养具有扎实的基础理论知识和系统精深的专门学科知识，具有从事护理科学研究和教学工作能力，能够在科学和专门技术领域内做出创造性成果的研究型高级护理人才。目前我国实施护理学专业博士研究生教育的机构主要是有博士学位授予资格的各医科大学、综合大学的护理学院或护理系，招生对象是已经获得硕士学位的护理人员。目前，护理博士研究生的招生可通过硕博连读、公开招考的形式完成。可参加研究生入学考试，主要内容包括：英语、专业基础课、专业课等。其中英语为全国统一命题，专业课为目标院校自主命题，考试成绩达到院校自主划线分数以上才具有参加复试的资格。复试目前大多采用"笔试+口试"的方式进行，不同院校内容各异。护理学专业博士研究生学习期限一般为3年。入学后必须在导师指导下，按照培养计划学习规定的课程并通过考试，并在导师计划下完成科研选题，发表有学术价值的学位论文，通过答辩后毕业，授予博士学位。

（二）形式结构

护理教育体系的形式结构根据教育对象分三种。

1. 基础护理学教育 指建立在普通教育基础上的专业教育，是从事护理工作之前的教育准备。包括中专、大专、本科教育。

2. 毕业后护理学教育 指完成基础护理教育并取得注册护士资格后所实施的教育。常有两种形式：注册后护理教育和护理学研究生教育。

3. 继续护理学教育 指为正从事实际工作的护理人员提供的教育，是以学习新理论、新知识、新技术为主要内容的在职教育。

根据教育实践分为全日制和业余护理教育，根据办学形式和教学方法分为函授教育、进修教育及短期培训等。

四、国外护理教育的发展

国外护理教育始于 17 世纪,早在 1633 年,法国罗马天主教徒保罗(Paul sv)在巴黎成立"慈善姐妹社",召集有一定文化的天主教徒学习护理知识,然后到医院和母婴室服务,但是这种护理教育活动与宗教活动、医学教育混为一体,受教育对象大多数是教徒。1798 年,席曼博士(Seaman)在美国纽约医院创办了第一个有组织的护理课程,但并没有产生大的影响。直至 1836 年,德国牧师西奥多·弗里德尔(Fliedner Pt)在凯塞威尔斯城为教会女执事设立了护士训练学校,实质上是护士短期训练班,被誉为现代护理学创始人和现代护理教育的奠基人弗罗伦斯·南丁格尔(Nightingale F)就是在该学校初次接受护理训练。

1860 年 6 月,南丁格尔在伦敦圣多马医院开办了第一所近代护理学校,学制为 4 年,南丁格尔提出了全新的护理教育办学思想,其办学宗旨是将护理作为一门科学,脱离宗教的色彩,用新的教育体制和方法来培养护士。南丁格尔对学校管理、入学标准、课程安排、实习、成绩评审等都有明确的规定,使护理由学徒式的教导发展成为一种正式学校教育,也使护理教育走上职业化和专业化的道路。对于学生的训练,除了安排护理技术科学原理的讲授与实习之外,更注重"精神纪律"的培养,希望能培育出除了具备足够的护理学专业知识和技术外,并能兼备正直与诚实等良好品德的护理人员。在南丁格尔的不懈努力下,由她创立的护理教育制度成为此后欧洲、北美及亚洲一些国家护理教育的标准模式,这些国家普遍建立了以医院为基础的护士学校。1861—1865 年,美国爆发了南北战争,战争的经验告诉人们,因战地医护人员不足导致死亡的人数可超过作战死亡的人数,而良好的护理可有效降低伤员死亡率。因此人们认识到,要克服战伤对战斗力的影响,提高护理水平,培养合格的护士同培养医生一样重要。随后,随着护理学科和护理事业的发展,护理教育不断发展。以医院为基础的证书教育项目(医院办护校 diploma program)是护理教育最早的一种形式。1920 年至 1930 年是其发展的鼎盛时期,它为妇女提供了获得正式教育和就业的机会,培养了许多优秀的护士。

随着护理院系的普遍建立,美国等发达国家的护理教育开始逐步由医院办学转向由专科学院或综合性大学建立护理系方向发展,普遍开设了学制 2~3 年的护理学专科教育及学制 4~5 年的护理学本科教育。第一个以培养专业护士为目标的 3 年制的护理学本科课程则开始于 1909 年明尼苏达大学。1916 年哥伦比亚大学师范学院率先授予护理学硕士学位,成为美国第一所培养护理学硕士的高等教育机构,培养出一大批优秀护理学人才。1924 年,美国哥伦比亚大学教师学院开设了第一个培养护理教育博士项目。1934 年,纽约大学开设了第一个护理哲学博士(Doctor of Philosophy,PhD)项目。1960 年位于马萨诸塞州的波士顿大学开设了第一个护理学科学博士学位(Doctor of Nursing Science,DNS)教育项目。1979 年,凯斯西储大学开设了第一个护理学博士(Nursing Doctorate,ND)教育项目。2001 年肯塔基大学开设了第一个护理学实践博士(Doctor of Nursing Practice,DNP)。进入 20 世纪以来,国外护理教育的发展规模和发展速度都十分惊人。护理教育水平的高低,逐渐成为衡量一个国家护理事业发展的重要标志。

五、中国护理教育的发展

(一) 中华人民共和国成立前的护理教育

1840 年以后,西方医学与护理学传入我国。1887 年,随着教会护理逐渐发展美国的第一个来华护士兼传教士麦克尼奇(McKechnie EM)在中国率先开办护士训练班,被认为是中国近代护理教育的开端。1888 年,美国护士约翰逊女士(Johnson)在福州医院开办了中国的第一所护士学校,开始了较为正规的中国近代护理教育。1920 年 10 月,由美国洛克菲勒基金会捐建的北京协和医学院与燕京大学、南京金陵女子文理学院、苏州东吴大学、广州岭南大学及山东齐鲁大学五所私立大学合办了协和医学院高等护士学校,学制 4~5 年,学生毕业后授予学士学位,这是我国第一所培养高等护理人才的学校,开创了我国高等护理教育的先河,培养了中国护理界的中坚力量。

(二) 中华人民共和国成立后的护理教育

1949 年中华人民共和国成立后,护理教育得到发展。但在 1952 年后的一段时间由于各种政治和经济原因,我国停办高等护理教育,将护理教育定位于中专教育,与美国等西方国家的学术交流中断,这使得我国护理教育的发展陷入了低谷。直至 1979 年前后,科教兴国以及开放的市场经济和改革政策给护理专业发展带来新的机遇。1984 年,我国全面恢复高等护理教育,1 年内,先后有 11 所高校开设本科护理专业。我国高等护理教育虽然起步较晚,但近年来在良好的社会、经济环境,以及一系列政策制度的保障下,护理教育发展迅速,规模日益扩大,层次显著提高。护理工作从基础到专科的纵向发展,从医院到社区的横向发展,使得护士的数量需求持续增长,角色功能日趋丰富,能力要求不断提高。至 2004 年,我国已形成了中专、专科、本科、硕士及博士的多层次、完整的护理教育体系。2011 年,护理学成为一级学科,意味着护理学与临床医学并驾齐驱,标志着护理学成为一门独立的学科。我国的护理教育目前正处于重要的发展和转折时期,护理教育的重点已从中职教育上升至高等教育,为提高我国护士队伍的素质奠定了基础,为社会培养和输送了大批护理人才,为护理学科的发展起了关键性作用。

(三) 现阶段我国护理教育的发展

随着高等护理教育的迅速发展,人才培养规模不断扩大,护士队伍扩展迅速,专业素质和服务能力逐渐提高。据国家卫生健康委员会发布的《2019 年我国卫生健康事业发展统计公报》,截至 2019 年底,我国共有注册护士 444.5 万名,每千人口注册护士数为 3.18,我国护士队伍的学历结构不断优化,高等护理学专业学历的护士比例显著增长,护士队伍从以中专为主体转向中专、大专、本科多层次教育的方向发展,护理专业技术水平不断提高,护理服务不断改善,更加贴近社会和群众需求。但我国护士队伍的学历结构与美国等发达国家护士队伍学历结构相比,仍存在一定差距。

近年来随着我国社会经济的快速发展,城市老龄化和老年慢性疾病的逐渐增多,人们对医疗护理的需求不断扩大,护理的内涵和外延也随之发生了深刻的变化,从而使得护理教育理念随之改变。护士的工作不仅仅局限于对住院患者的疾病护理,还承担对患者、家属以及社会大众进行疾病护理咨询、健康教育、家庭访问,社区群体保健的责任。护理教育理念的转变将使我们更好地迎接机遇和挑战,我国的护理教育在国际舞台上将得到更多的展示。

第二节　临床护理教学的发展

临床护理教学作为护理教学的一种特殊的组织形式,是指帮助护生将课堂所学的专业知识和技术应用到临床护理实践中,使之获得应有的专业技能、态度和行为的教学组织形式。临床护理教学环节是护理教育体系中不可或缺的重要组成部分。传统的临床护理教学场所主要是指为患者提供医疗护理服务的医院或服务机构,随着医学及护理模式的转变和人们对医疗保健需求的不断增加,护理实践范围的扩大,现代临床护理教学的场所不仅包括医院,也包括学校、家庭、社区等各类涉及医疗卫生预防、保健、康复工作的机构。

一、临床护理教学模式

临床教学强调"理论与实践相结合",注重护生实践能力的提高。随着护理教育的发展,众多的护理教育者及管理者在建立科学的临床护理教学模式方面做了不少的探索与研究,推动与完善了临床护理教学工作。

(一) 师徒带教模式

19世纪末,护士培训多以学徒形式完成,南丁格尔创建了最早的护理教育,在她的教育模式中,医生是护理教育和实践的直接监督者,护士的医院培训完全由医生按照师徒带教的形式完成。目前,这种模式在临床仍然存在,极大地制约了护理学科的发展。

(二) 带教模式或导师负责制模式

目前国内较多采用以临床护理职业为导向的教学模式,临床最常见的是教学老师带教模式及导师负责制模式,教学老师或导师一般由各医院根据带教标准选拔出具有良好职业素养的临床护士担任,每个学生分配指定的带教老师或导师,带教老师或导师制订各阶段的目标教学计划,采用一对一的带教方式,提高护生的临床护理能力。

二、临床护理教学方法

临床教学方法多种多样,每种方法都有一定的适用范围,临床护理教学工作中可以根据不同的教学目标、内容、环境以及学生的特点选择教学方法。

(一) 经验学习法

经验学习法是指从经验中获得知识的教学方法,其实质是通过"做"进行学习,而不是通过听别人讲述或自己阅读来学习知识。护理实践需要一定的临床经验积累,因此经验教学在临床护理教学中具有重要的意义。在进行经验学习的过程中,需要进行严谨的设计过程对所经历的事件进行反思,包括回忆、体验感受、评价三个阶段。

(二) 床旁讲授法

床旁讲授法是实践结合理论的常用的教学方法,在患者床旁针对性地讲授有关护理问题和解决问题的方法及护理学科的新技术、新业务、新进展以及边缘学科、相关学科的知识,拓宽护生的知识面,强化护生自信心,以提高观察和操作能力,确保实习效果。

(三) 以问题为基础的教学法

20世纪60年代中期,以问题为基础的教学法(problem-based learning,PBL)被引入临床护理教学,PBL是一种使护生通过临床问题进行自主学习,从而培养护生解决问题和提高临床实践的能力的教学模式,在欧美等发达国家中广泛应用,是当代世界医学教育改革中最具广泛影响的教育模式之一。PBL教学法的应用,正是把临床教学的重心从"教"转移到"学",启发护生的主动学习思维,培养护生积极思考和解决问题的能力。

(四) 案例教学法

案例教学法帮助学生从临床护理案例中学习、理解和掌握一般规律、原则及方法,将感性认识上升到理性认识,通过案例教学法激发护生的学习积极性和发现问题的能力,培养护生的临床思维能力。

(五) 情景模拟教学法

情景模拟教学法是新兴的一种教学方法,是通过设置一种逼真的工作场景和管理系统,由被训练者按照一定的工作要求完成一个或一系列的任务,从中锻炼或考察某方面工作能力和水平。模拟教学即模仿临床工作情境,例如急危重症患者的护理,或对临床罕见病例的学习。临床实践中,考虑到护生缺乏经验和患者的安全需要,存在不适宜让护生直接处理的情况,可使用情景模拟教学的方法,让护生积累有关经验,从而使这些情况一旦在临床实践中出现会更快地被理解和处理。

(六)同伴教育法

同伴教育法在国外备受关注。同伴教育被视为一种协作合作式教学方法,学生之间是平等的同伴关系,学生自我指导分享经验,积极参与讨论和反馈,通过同伴教育的做法,达到师生、学生间共同提高的目的,同伴教育法作为一种创新型的教育方法,被英国、美国、加拿大、澳大利亚等国家广泛应用于临床护理教学,并被证实能够显著提高护生的学习主动性和积极性。

除以上教学方法,还有视频会议法、护理协作等多元化的教学方法,无论何种临床教学方法,均应体现出护理职业的特色,贯彻整体护理的带教方式。在实际带教过程中,从整体护理的角度出发,运用护理程序的科学方法,着重于理论转化为实践的训练,培养护生发现问题、分析问题和解决问题的能力。

三、临床护理教学评价

教学评价能提供护生的学习表现及教学质量等相关信息,因此,实施教学评价能客观真实地掌握临床教学状况。学生参与教学质量评价具有信息量大和信息真实的特点,此种做法已被国内外许多院校作为一种必要制度在执行。有学者通过学生对带教老师综合素质评价、临床教学质量评价、医院教学管理评价分析,提出在医院教学管理整体层面上应建立一套完整、规范的教学体系及教学管理制度,该制度对临床教学活动的组织、实施、评价及改进起着全程监管的作用,以保证教学计划的顺利完成。用人本管理的方法提高教师综合素质,用带教老师资格考评机制提高学生实习质量。这种师生双向考评、动态评价、机关考评的方式,能客观真实的掌握临床教学状况,反映教与学双方的效果,便于掌握临床教学一手资料,对出现的问题及时做出相应调整,有效实现教与学的质量监控。

目前,较多国家采用客观结构化临床考试(Objective Structured Clinical Examination, OSCE)对学生进行考核。实际上,OSCE并不是一种具体的考核方法,而是一种提供客观的、有序的、有组织的考核框架。在这个框架当中每一个医学院、医院、医学机构或考试机构可以根据自己的教学大纲、考试大纲加入相应的考核内容与考核方法。它是通过模拟临床场景来测试评估护生的临床能力,让学生在规定的时间内完成事先设置的流程性的考试内容,公平、客观、科学地评价学生的临床能力。OSCE方法避免了传统考试的偶然性和变异性,减少了主观性。同时,由于其众多的考试内容,使评价遍及教育目标分类学所包括的认知、情感和精神运动三个领域,充分发挥了考试的功能。评价的成绩反映学生所具备的专业素质和临床综合能力,评价结果可为学校调整临床实习方案和用人单位判断学生的能力提供依据。因此除实施终末总结性评价外,还应该加强过程管理,借鉴国外的教学质量评价标准,建立我国科学合理的教学评价体系,不断完善教学效果评价指标和评价方法。

第三节 临床护理教育的特点与意义

一、临床护理教育的特点

(一)临床护理教育专业的特点

临床护理教育有其独有的专业性,具有协调性强、严格性强、灵活性强、责任性强、沟通性强等特点。临床护理工作要以护理学理论为指导,严格执行操作规范、严格执行医嘱、严格遵守护理相关规章制度、及时、准确、无误地做好各项护理工作,从而保障患者的医疗质量安全;临床护理工作繁杂多变,需要灵活主动;临床护理是一个面向人的工作,要有很强的责任感,为患者的身心健康保驾护航;同时,护士是开展临床工作的核心力量,不仅要对患者进行健康宣教、专业指导,在协调医护、患者家属及各科室之间的关系中也起着很大的作用。因此临床护理教育除了培养学生的专业知识和技能以外,还要注重培养学生沟通能力、人文关怀、处理突发事件、配合抢救的能力及意识等。临床护理教育不仅要向学生传递专业知识和技能,还要潜移默化地帮助学生建立正确的职业价值观、专业态度及职业情感,培养学生的优良专业品德及护理行为,这些是专业性质所决定的临床护理教育特点。

（二）临床护理教育对象的特点

临床护理教育对象也有着各自不同的特点。目前护士中,女性仍然占据绝大多数,男护士比例随着社会的发展也在逐渐上升,性别差异的特点也给临床护理教育带来了更多挑战;此外,护理教育对象的文化程度包含大专、本科、研究生甚至博士生等,不同的文化程度对新知识的理解及学习能力也不尽相同;另外,在终身护理教育体系中,由于社会角色的多重性,比如教育对象在承担护士、学生角色的同时,还承担了妻子、母亲、丈夫、父亲等社会角色,同时担负着这些角色的责任和义务,家庭角色与职业角色之间的矛盾给教育对象在学习过程中带来很大影响。由此可见,护理教育对象受到性别、年龄、文化程度、生活背景等多种元素的影响,这也向临床护理教育提出了更特殊的要求,比如在对临床教学氛围的营造、对不同教育对象的教学方式、对其学习积极性的调动策略、与不同背景教育对象关系的处理等方面形成了独有的护理教育特色。

（三）临床护理教育方法的特点

临床护理教育受其临床教学环境的影响,具有教学环境的复杂性、教学组织的机动性、教学方法的多样性、师生关系的密切性、教学评价的时效性等特点。

1. 临床教学环境的复杂性　临床中各科室工作体系不尽相同,教学场所众多,如病房、患者床旁、检查室、治疗室、药疗室、处置室、操作台旁等,与在教室学习不同,临床护理教育会给学生的视觉、听觉、触觉、嗅觉带来不一样的感受。

2. 临床教学组织的机动性　临床具有不确定性,临床工作也会随着就诊患者的变化而不断变化,临床会出现各种突发事件,对于临床教学的组织也带来了很大的挑战,具有机动性、随机性等特点。

3. 临床教学方法的多样性　针对不同背景的学生需要制订不同的教学目标,以及采取不同的教学方法,比如一对一或一对多的带教制教学、以真实病例为媒介的护理查房式教学、通过实物演示及角色扮演的情景模拟教学、从实践中不断获得知识的经验教学、以问题为基础引导学生自主学习的 PBL 教学法、以案例为基础引导学生自己提出问题进行讨论的 CBT 教学法、利用高科技计算机多媒体等辅助的 CAI 教学法等等。这些都是为了让学生把理论知识通过多样的临床学习变得更深刻、更直观、更系统。

4. 临床师生关系的密切性　临床护理教学不同于在学校授课,教师对学生近距离指导,学生在临床中遇到任何问题可以直接快速得到老师的反馈及帮助,良好的师生关系可以提高学生在临床的适应能力及解决临床问题的能力。

5. 临床教学评价的时效性　临床护理教学应注重教学评价的时机,除了在学生进入临床的前期、中期及结束期进行相应教学效果评价,了解学生的心理动态,在平时的带教过程中,也应及时针对学生的表现、操作及遇到的问题等进行反馈,同时也要建立评价机制,鼓励学生对临床老师进行负反馈,共同促进临床教学的开展。

（四）临床护理教育内容的特点

临床护理教育内容广泛丰富,具有综合性、交叉性的特点。随着医学模式的转变和整体护理思想的确立,临床护理工作不仅要根据人在其生、老、病、死各生命周期所遇到的健康问题提供针对性的护理措施,同时还需要关注人的心理、社会特点及这些特点与疾病发生、发展及治疗效果之间的关系。要实现这一目标,护理工作者就必须具备跨学科的知识,除了要掌握医学基础知识、护理学专业知识外,还需要学习心理学、管理学、教育学、社会学、伦理学及美学等社会、人文科学知识,以更好地维护和促进人类的健康。护士必须既有丰厚的专业知识底蕴,也要具有人文关怀属性,才能满足护理对象整体护理需要。护理学科是自然科学与社会科学相交叉的学科,护理教学内容是跨越学科界限的,护理学专业的学生既要从自然科学角度学习人的生物学过程和需要,又要从人文社会科学视角理解人的心理、社会需要,交叉与综合构成了护理教育内容的特点。

（五）临床护理教育管理的特点

针对临床护理教育管理也有专门的特点。由于护理专业与临床密切相关,这就有赖于教学医院、不同科室、社区等各部门的相互配合与支持。因此,临床护理教育管理便衍生出了多部门、多层次、参与管理的人员多等特点,需要与临床护理教育的各科室、各部门、各层级机构建立稳定良好的关系,保持畅通联系,相互支持、密切配合。

二、临床护理教育的意义

临床护理教育的意义,其终极目标是培养学生解决临床护理实际问题的能力。通过参与教学的整个过程,可使护理教育对象了解临床护理的基本理论和专业技能,培养其临床思维能力、应变能力、创新能力、语言表达能力、沟通交流能力和团队合作精神等。临床护理教育的开展有助于护理教育对象树立正确护理工作价值观、建立临床护理思维模式、提高护理科研能力、开展健康教育实践活动等,在临床实践中挖掘新问题,开拓新思路,创建新思维,改进新方法,从而促进护理教育的不断改革与完善。

（一）临床护理教育可以完善护理教育对象专业知识结构及临床实践技能

开展临床护理工作的前提是要具有专业的临床护理理论知识及临床实践技能。临床护理理论包括临床基础知识、疾病知识、专科知识等,临床实践技能包括基础护理、操作技能、仪器设备使用、抢救配合等,不同层次水平的人员来到临床,需完成以上所有理论知识的学习及操作技能的培训。通过临床护理教育对教育对象进行评估、制订教学计划、实施教学计划以及不定期开展教学评价,从而不断完善护理教育对象专业知识结构及临床实践技能。

（二）临床护理教育可以满足临床护理工作各方面的需要

临床护理工作多样、繁重,除了掌握基本的基础、专科理论知识及提高实践操作技能水平,还需要统筹安排各种临床护理工作,如按照工作流程合理安排各项护理工作;对患者开展专业的有针对性的健康宣教、临床药物指导等;对患者进行整体护理并完成护理文件书写;具有处理各种意外/突发事件和各种并发症的预警能力等。临床护理教育,正是选择适当的教育方法与手段,在临床真实环境中,对不同年龄、社会背景、文化层次的护理教育对象实施针对性强、耗时少、效果佳的指导与培养,解决他们在临床各项护理工作中的迷茫与困惑,引导其做好时间管理,调动他们的主观能动性,培养其在临床工作中的积极思维模式等。

（三）临床护理教育可以拓展护理教育对象各方面的能力

随着传统护理向现代护理工作方式的转变,从关注疾病到关注整体人的护理思维模式转变,使得在临床中对护士有了更高的要求与期望。临床护理工作需要护士具备各方面的能力,如临床护理能力、教学能力、管理能力、科研能力、沟通能力、终身学习能力和良好的职业素养,最终成为能在各类医疗卫生保健机构从事护理工作的应用型专业护理人才。因此,开展临床护理教育,一方面使护理教育对象完善临床护理学专业知识,同时培养教育对象具有的人文、社会、管理、教育、科研等各方面的知识和能力。

(四)临床护理教育可以促进临床护理各层面的创新与发展

随着医疗水平的不断提高,创新思维意识越来越得到重视,临床中的创新护理,不但可以更好地服务于临床及患者,还能最大限度地创造经济价值。临床护理教育引导学生更具有创造力,使其不断开拓创新思维,从临床中发现问题,鼓励学生探索解决问题的方法,设计临床发明、开展科研项目、进行专利临床转化,促进临床护理发展不断革新。这些都体现了临床护理教育在促进临床护理创新与发展的作用与意义。

第四节　临床护理教育的前景与热点

随着医学模式的转变,人口老龄化进展加快,疾病谱的改变,健康观念的更新,卫生保健体制的改革,护理工作模式也日益更新,护士工作的内容及范围日趋扩大,护士的任务和角色也在不断蜕变,这些都对护理教育培养适应社会需求的护理人才提出了挑战。同时,随着知识、经济和科技大爆发时代的到来,未来护理学必将与信息技术、社会科学、电子技术、社交传媒以及其他相关学科融合发展。此外,全球化的浪潮席卷社会的经济、教育、科技、文化等各个领域,医疗卫生领域同样受到全球化进程的影响,促使护理教育发生深刻的变革,护理教育也逐渐趋于国际化,这些都将对我国临床护理教育现存的办学体制、教育制度、师资队伍水平和教学质量形成强大的冲击,同时也带来了机遇与挑战。在此探讨临床护理教育的前景与热点,应针对我国临床护理教育现状中的不足,不断探索和发展建立一种适应我国国情并满足国家医药卫生需求的临床护理教育体系。

一、更新护理教育理念,转变护理教育思想

护理教育理念的转变是我国培养适应社会需求的高级护理人才的关键。随着护理学科发展、国际交流增加、医学模式转变、医学科学技术日益自动化、信息化、高速化,对护理人才提出更高的要求。护理人员不仅仅局限于对住院患者的疾病护理,还担负着对患者、家属以及社会大众进行疾病护理咨询、健康教育、家庭访问、延伸护理、社区群体保健等。这都促使我们转变教育思想,切实更新护理教育理念,加强对护理教育对象进行社会、人文知识和专业思想的培训,逐步改变以传授专业知识为主的传统护理教育观念,开拓护理教育对象自主学习、探索、领悟,汲取国内外先进的教育和实践经验,从而更好地迎接国际化趋势对我国护理教育所带来的机遇和挑战,让我国的护理教育在国际舞台上得到更多的展示机会。

二、开拓教学思路,培养多元化护理人才

随着当前临床护理新格局的展开,对当下护理人各方面的要求日趋增高,临床护士已不单单要具有单一的临床专业护理技能,还应具备外语沟通技能、各种多媒体应用技能、多种计算机软件的使用技能等,所以具备多技能、多学识是未来护士的必备素质。因此,对临床护理教育提出了更高的要求与挑战,如何培养多元化的护理人才是临床护理教育发展的趋势。临床护理教育需从课程设置、教学内容、教学方法、教学组织实施等各方面大胆创新,开

拓教学思路。抛开固有教学思维模式,开发网络教学、远程教育等,为不同层级、不同背景、不同地域的护理教育对象提供多元化护理教育。

(一) 课程设置的多元化

课程设置需考虑临床护理教育理念、课程理论模式、临床可供教学的医疗资源以及对社会需求的认识和定位等,要逐渐淡化学科边界,建立综合性课程,增加创新教学模式。注重培养护理人员的人文素质,如设置哲学、文学、社会学、伦理学、心理学、历史学等相关课程。为适应国际化需求,提高课程的国际化程度,开设世界文化国际关系等课程,同时为适应护理实践范围扩大和护理人员功能多样化的需求,可以增加护理信息学、人类学、卫生经济学、康复护理、家庭护理学等。

(二) 教学方法的多样化

教学方法的设计与实施需要围绕临床护理人员专业核心能力的培养目标。目前教学方式已逐渐变换模式,从以往以授课人为主导的教学模式,逐渐转为以学习者为核心的激发自主学习能力的模式,比如临床中常常配合采用 PBL 教学法、角色扮演模拟教学、案例教学、实地考察、小组讨论等,都是为了让护理教育对象可以发动自主能动力,深入探索某一知识领域,从而培养临床护理人员专业的核心能力。可以说,教学方法的多样化,是未来教育的发展方向。

(三) 组织实施的精细化

任何好的教学设置、教学理念乃至教学内容,都需要最终落实在组织实施上,有精细的组织实施,才能让护理教育对象真正将所学内化于心,理论与实践融会贯通。在临床护理教育中,组织实施需要有具体的技术做坚实后盾,比如充分利用网络技术,开发网络教学和远程教育。让理论教学与实践教学紧密结合,建立广泛多样的实践场所,精准实操,真正回归、还原最真实的临床场景,才能更精准的保证临床护理人才培养的良好社会适用性。

三、培养自主学习能力,提高创新意识

为符合学科发展和时代需求,临床护理教育需要培养德、智、体全面发展,具有教育、科研和管理能力,具备创新意识等综合能力的临床护理人才。要让护理教育对象具有专业精神、职业态度、科学道德、科研诚信,提升专业能力,包括科研能力、数学能力、思维能力、实践能力、文字能力、外语能力、信息利用能力、创新能力和自我发展能力等,将从以下几方面进行深入探讨:

(一) 培养临床护理人员自主学习能力

临床护理需要着重培养护士的自主性、探索性、自学性。培养护士在临床中主动发现问题、分析问题及解决问题的能力非常重要,如一项临床护理操作结束,护士要先总结操作中的问题,吸取经验,自己反思,再与老师探讨;在临床中经常遇到各种突发事件,比如患者跌倒、突然意识丧失、情绪激动出手伤人等,引导护士自己思考分析原因和处理方式,然后再跟他进行探讨并总结;护理病例查房前,应引导护士先自学疾病相关知识,对疾病的概念、发病机制、临床表现、治疗护理等有一定了解,还要鼓励护士去查阅疾病及护理的相关中外文文献,知晓前沿动态,理论联系实际,只有更深入地学习,才能不断自我提升。总之,新知识、新技术、新理念不断更新换代,面对新的、未知的内容,必须培养护理人员自己去挖掘,去探索,这是自主学习能力成就个人发展的重要内部机制。

(二) 培养临床护理人员的创新意识

创新意识是未来临床护理人员都应具有的基本素质,护理人员创新能力的培养势在必行。首先,需要深化科技管理体制改革,加快建设医院创新体系,充分发挥医院领导的主导作用;再有,加强继续教育管理,举办各级学习班、学术交流会等,为护理人员学术创新交流提

供平台;此外,加强对外交流,外派不同层级的护理骨干到外院进修培训,到国际交流学习,开拓视野、启发思维、激励创新。在临床中不管是临床工作、临床教学、临床科研、临床管理等,都需要时刻保持创新思维模式,打破固有思维,为临床患者服务,为医院及社会创造效益。

(三) 培养临床护理人员的科研能力

促进护理专业能力的提升,必然离不开提高临床科研能力,时刻保有科研思维意识。在进行科研能力培养时,首先,需重视实事求是的科学精神培养和科研道德的培养;其次,要引导临床护士善于从临床中发现问题,科学的设计研究方案,并规范运用科学研究方法进行数据统计处理,开展科研项目,申报国自然课题等,更宽、更广、更深入地研究,为临床护理提供新思路,更好地为临床服务。此外,还要着重培养护士信息利用能力,让护士熟悉自己研究方向的主要信息获取渠道和信息检索技巧,利用网络资源,不仅能够找到信息,还要具有概括信息的能力,善于提炼出对课题研究最有价值信息。

(四) 培养临床护理人员的教学水平

临床护理教育是针对临床护理的"教"与"育",而"育"才是核心。育人不能只是表面知识及临床能力的传授,还要学会做人处事,保持正向稳定的情绪,抱有积极乐观的心态,作为临床教育者也要不断完善自己,潜移默化地将临床护理中的精髓传递给护理教育对象;此外,教学本身就是一门专业,需要具有清晰的授课思维导图、严谨的临床教学设置、多样的辅助教学手段……因此,要提高培养临床护理人员的教学水平,作为教育者本身也要具备综合能力,具有扎实的临床理论知识底蕴,具备敏锐的临床科研意识,保有灵活的创新思维头脑,以及深厚的临床教学能力,这是对未来临床护理教育人才的期许与方向。

四、加强师资队伍建设,全面提高护理师资队伍总体水平

要充分利用国际和国内教育资源加强国际和国内院校间合作交流采取多样化的培养途径,优化教师队伍的学历结构和知识结构。在学校内部要建立合理的竞争机制,培养、扶持中青年教师使他们尽快成长为能够独当一面的专业优秀教师。同时要加强临床师资队伍的培养和师资队伍的稳定性,提高带教意识和带教技能,提高临床实践教学质量,对临床教师的认证不能一劳永逸,临床教师更需要与时俱进,不断开发跟进教育新理念、教学新方法,掌握新技能,开辟新领域。

五、与国际接轨,靠近国际化临床护理教育水平

目前国外高等护理教育界较早开展了教育资源共享的尝试及其运行经验,这些都对推进我国的护理教育资源共享有重要的借鉴意义。临床护理教育要树立护理教育国际化观念,与国际接轨,认识护理教育国际化进程,引进国外先进的理念和方法,才能加速我国临床护理教育的发展速度;要加强国际间护理学术交流,充分利用国际护理教育信息与技术资源,加速我国护理师资队伍的培养和高级护理人才的培养;再有,积极发展国际合作办学,一方面要建立和健全有关法规、政策,探索灵活多样的合作办学模式,充分利用国外优秀师资、先进教材以及科学的管理经验,为我国培养国际化护理人才服务。另一方面要对外开放我国的护理教育市场和教育资源,争取走上国际护理教育服务市场,推动我国护理教育产业化发展。

我国临床护理教学在不断变迁,并已经成功进行了很多改革和改进,但仍需要进一步地探索、借鉴西方先进的教学模式,改革课程设置;创造新型学习模式;鼓励教育多样性;增加临床护士实践机会;改进现有的评价体系和标准,从而为培养真正综合全面的优秀临床护理人才而努力。

第二章

临床护理教学管理

- -

第一节　临床护理教学组织管理体系

　　临床护理教学是帮助各类护理学习者将既往所学到的基础理论知识通过临床实践学习,将理论与实际相结合,巩固和深入掌握专业知识,以期达到培养合格的护理人才、提高护理人员的综合专业素质的目标。

　　临床护理教学是临床工作不可或缺的一部分,是推动护理技术发展的基石。通过教学不断更新护理人员的专业知识,提升专业水平,促进护理专业学生的成长,增强各医院之间护士的相互学习及交流等,能有效提升护士队伍的综合素质。临床护理教学涉及的内容多种多样,包括在职护士的再教育,专科护士的培养,新护士的规范化培训、各类进修护士学习以及护理专业各类学生的临床实习。完善的临床护理教学管理体系是保证良好教学质量的根本。为能够充分发挥临床护理教学的作用,做细做强临床护理教学体系,北京协和医院将临床护理教学分为三级管理体系架构。每级管理体系均成立管理组,并制订相应的岗位工作职责。临床护理教学三级管理体系的架构见图2-1。

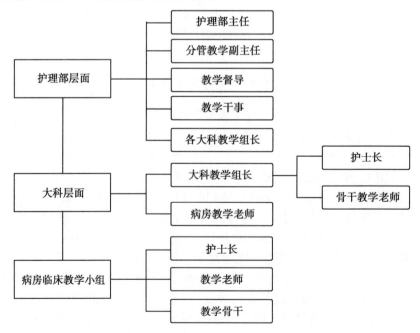

图2-1　临床护理教学三级管理体系架构图

一级管理层为护理部层面,成立护理部临床护理教学管理组。管理组成员由护理部主任及分管教学的副主任、教学督导、教学干事,以及各临床大科教学组长组成。

二级管理层为大科层面,如内科、外科、妇产科等,大科层面的管理组成员由大科内选拔护士长或教学老师担任教学组长,组员为大科内病房教学老师。

三级管理层为病房临床教学小组,成员为护士长、教学老师和教学骨干。

第二节　临床护理教学老师的选拔和培养

在建立护理部-大科-病房不同层级教学组织管理架构的基础上,为临床落实和实施具体教学工作选拔合格的教学老师是一个不可或缺的重要环节。临床护理教学老师的个人素质也将直接影响到护理教学质量,因此,应重视临床护理教师的选择和培养。

一、临床护理教学老师的选拔

作为承担病房教学管理职责的教学老师,应热爱护理工作及教学工作,严格管理和爱护学习者。能够熟练掌握本专科医学护理基础知识及专科技能,胜任临床带教工作,具有一定的教学和管理能力。在临床工作和教学中善于学习和总结,有探索精神等。

在教学老师的选拔中,应有严格的准入制度,并与时俱进,不断调整准入条件。首先,临床护理教学老师应有一定学历和工作经验。比如具有本科及以上学历、护师及以上职称,具有五年及以上临床工作经验等。其次,热爱护理工作及教学工作,对工作有高度责任心。自愿投入大量时间及精力,不断学习,提升自己的教学水平,改进临床护理教学方法,提高工作质量。再次,临床教学老师应有过硬的专科基础知识及操作技能。教学老师是教育者,只有自身有良好的护理专业态度和行为,才能更好地指导学习者。临床教学老师还应具备敏锐的洞察力及经验总结能力。临床教学老师要及时细致地了解各类学习者的学习工作情况,掌握科室人员的知识需求,并能够根据科室具体情况及学习者个人情况调整教学计划及方法。最后,选拔的临床教学老师应具有较强沟通能力。临床教学老师需要与护士长、临床参与教学的工作人员及各类学生进行多方面的沟通,积极有效的沟通是达到护理教学目标的重要保障。

二、临床护理教学老师的培养

临床护理教学老师在临床工作中,具有多种工作角色,如临床护士、学习者、教育者、管理者、照顾者、协调者,基于临床教学工作对于教学老师的要求,在教学老师培养中,可根据临床教学老师的各类角色要求,以及临床教学老师的自身体验要求,设置教学老师培养课程及目标。在教学老师的培养中,应尽量为教学老师多提供学习机会,参与各类课程的学习,每季度安排专门的教学老师培训课程。培养内容贴近临床及教学工作,且涉及内容广泛。在临床教学老师培养中,通常应涵盖以下内容:

(一)临床知识及技能的培养

注重教学老师临床技能培养,要求临床教学老师不能脱离临床工作,应保证每周或每月在临床有一定的工作时间。教学老师除完成课堂教学外,还必须与学习者一起深入临床,接触患者,了解实际情况,能够根据临床具体情况,给予学习者指导,将理论知识与实际操作紧密连接。积极参加各类专业知识学习,以及科室新业务、新技术、罕见病等学习,不断提高自身专业水平,同时根据科室情况,不断调整各类教学计划,学习内容要与时俱进。

（二）教学技能的培养

临床教学老师的培训计划中,应注重培养教学技巧的应用。如何巧妙地运用各类教学技巧,提高教学质量,也是每位教学老师应该思考和不断改进的方向。因此在教学老师培养中,应设置关于教学理论、教学方法、教学技巧、课程设计的学习及关于教学问题、教学事件的讨论,以提高教学老师的整体教学水平。

（三）沟通能力的培养

在临床护理教学工作中,教学老师要与多方人员交流,例如:各类授课者、各类学习者、各类实习学生的学校老师及家长、各类相关的护理管理者等,还有可能涉及模具的借用、教室的借用等。因此教学老师在工作中要做好时间、地点、人物的沟通协调工作。在教学老师的培养中,也应加入移情、倾听、反馈等各类沟通技巧的课程,以提高教学老师的协调沟通能力。

（四）科研能力的培养

作为临床护理教学老师,在临床科研及科研总结、论文书写方面要起到组织及带头作用,因此要设置相关内容的培训课程培养教学老师的科研及总结书写的能力,并为年轻的教学老师创造参与科研和写论文的机会,并给予指导。

（五）管理能力的培养

教学老师要具备综合管理能力,在教学老师的临床管理中,既要做好各类教学工作的管理,还要协助护士长做好病房的管理,所以在教学老师的培训中,还应涉及各类管理相关的课程。

临床护理教学老师的选拔与培养,直接关系到临床护理教学质量,在人员选拔上应注重教学老师自身综合能力及对护理教学工作的热爱,在教学老师的培养上,应提供多维度的培训课程。教学管理部门应定期与教学老师座谈,并听取反馈意见,根据教学老师群体需求,及时给予专职课程。总之,热爱护理事业、热爱教学工作、具备扎实的理论知识、过硬的操作技能、善于沟通、掌握管理技能的高素质临床护理教学队伍是培养高素质护理人才的基础。

第三节 临床护理教学老师的基本素质与能力

一、基本素质

（一）思想素质

临床护理教学老师不仅是临床护理专业知识技能的传播者,也是思想灵魂的塑造者,要政治立场坚定、实事求是。不断加强个人修养,以身作则,树立为人民服务,救死扶伤的理念,树立为护理事业献身的崇高理想,做到自尊、自爱、自强、自信。发扬南丁格尔精神,燃烧自己照亮别人。

（二）人文素质

1. 热爱护理事业 以救死扶伤为宗旨,具有全心全意为患者服务的意识,工作中随时随地以身作则,既要有言传又要有身教。真正做到以人为本,运用护理程序,对护理对象实施整体护理,满足其身心需要,使其成为患者利益的保护者,健康的照顾者。

2. 具备高尚的医德和师德 以严谨的工作作风、高度的敬业精神、无私的奉献精神对护生及临床护士起到潜移默化的影响。

3. 爱护和理解护生及临床护士　在工作和教学中应以理服人、以情感人、以德化人、以行示人。

4. 仪表端庄、举止得体　教学老师应保持良好的外部形象与内在教养,规范的言行举止,保持乐观自信和奋发向上的积极情绪,并以良好的心态去处理繁琐的护理工作。

(三) 专业素质

1. 扎实的理论知识　教学老师是临床新进展的传播者,应该掌握最先进的护理专业知识,最新的护理理念,掌握本专业专科发展动向。

2. 标准、规范的临床操作技能　教学老师负责临床护生及护士操作技能的培训及指导,因此熟练、规范标准的护理操作技能是教学老师必备的专业素质。

3. 带教意识及表达力　教学老师不仅要有扎实的理论知识、精湛的临床技能、独到的见解,还要用清晰、明确、流畅的语言表达出带教内容,指导和帮助护生及临床护士对具体的护理工作由感性认识上升为理论性知识,并通过实践,使理论知识得以巩固。

4. 因材施教　要根据培训对象的理论知识、接受能力及性格爱好不同,做到因材施教,充分调动护生及护士的主观能动性。通过动手动脑,不断加深对所学知识的理解记忆和应用能力。带教的方法要灵活多样,要有艺术性。

(四) 法律意识

随着医学知识和法律知识的普及,患者自我保护意识越来越强,护理工作稍有疏忽就会造成患者和家属的不满,以至于护士是个高风险职业。而护生及低年资护士工作经验缺乏,是发生护理风险的高危人群,因此,教学老师身负双重风险因素,在带教过程严格把关,坚持耐心讲解,正规示范,避免因操作不慎导致差错事故的发生。

(五) 创新意识

随科技水平飞速发展,医疗设备不断更新,为了提高临床带教的质量,适应现代医学发展的新知识、新技能,教学老师要不断地学习新理论、新技能、新方法,了解本学科的前沿知识、新技术和科研动态等,有意识地进行相关训练,积极参加各项带教培训,努力提高自身的带教水平,不断总结经验,不断完善自我,不断以新的理论充实自己,培养创新思维,以适应社会需求,推动学科发展。

二、基本能力

(一) 护理能力

护理能力是指临床教师在护理实践中表现出的专业知识、临床技能、专业态度、情感以及职业责任心。主要的行为特征有:具备丰富的专业基础知识,准确的临床决策和问题解决能力,熟练的临床操作技能,对待患者有爱心和耐心,具有职业责任感和严谨求实的态度。具有丰富的理论知识和扎实的实践技能是护理临床带教老师应具备的最基本的素质。带教老师具备了这一素质,就会赢得更多患者及家属的信任,从而为实习护士争取到更多的实践机会。

(二) 教学能力

教学能力是指临床教师通过创造一种学习环境,将知识、技能、态度、情感以一定方式转化为学生学习成果的能力。主要行为特征包括:对教学有足够的准备、明确教学目标和学习重点、运用灵活多变的教学方法、创造熟练示范护理操作技术、热爱临床教学工作等。因此,能够因人而异、灵活教学,采用不同的方式进行施教是临床带教老师必备的能力。

（三）评价能力

评价能力是指临床教学老师对学生临床学习成果的评价类型及评价方式、频率。有效的评价行为包括:客观、公正评价学生的态度、技能;提供积极正面反馈,提出进一步改善的建议和指导;不在他人面前批评学生,委婉地提出学生错误;清楚地表示对学生的期望等。

（四）人际关系能力

人际关系指在护理实践和教学活动中,护患间、师生间所存在的互利性、治疗性沟通关系。有效的师生关系行为是一种"照顾行为",师生之间是平等的、相互信任的,教师全面关心学生情况,倾听学生的意见和感受,尊重并接受学生的目前状态,并向学生提供及时的指导、帮助、支持和鼓励。

（五）个性特征

个性特征是临床教师本人的态度、情绪、性格特点的综合。作为护理专业临床教师来说,要热情、乐观向上、积极进取、思维灵活而且具有创造性,举止端庄、整洁、大方友善,并且能够很好地控制自己的情绪,对挫折和失败有高度的承受能力。

第四节　临床护理教学老师的岗位职责

临床护理教学分为三级管理体系架构,为保障各级临床教学管理组织的有效工作,制订各级临床教学管理组织的岗位职责,工作职责会随着工作要求及内容的升级不断更新调整。

一、护理部临床教学管理组职责

护理部临床教学管理组是医院临床护理教学的管理者及组织者,指导医院临床护理教学的具体工作政策及要求,组织各类护理部级的会议、授课、考核等。

具体职责如下:

1. 负责全院护士的继续教育,实习护生以及护理进修人员等的教学管理工作。

2. 制订全院各层级在职护士的继续教育计划、实习护生培训计划、以及护理进修人员培训计划等,并监督和检查各大科计划的落实情况。

3. 指导、监督和检查各大科护士继续教育学分记录与审核工作。

4. 定期进行实习护生和进修生的满意度调查,并向科室反馈,进行持续改进。

5. 监督和协助各大科护理教学组的工作。

6. 定期检查及评价临床教学工作,并进行持续改进。

7. 定期组织临床教学老师培训及教学沙龙,提高教学老师的临床带教能力。

8. 了解病房、院校以及护生等对临床教学的意见和要求,及时解决临床教学中出现的问题。

9. 定期召开例会,总结临床教学经验,探索及研究新的教学方法和思路。

二、大科教学管理组职责

科室教学管理组根据各大科特点制订科室的教学计划及要求,定期对各病房教学单元教学实施情况进行指导和监督,并将相关情况向护理部反馈。具体职责如下:

1. 在临床护理教学管理组的指导下,负责本大科各层级护士继续教育、实习护生以及护理进修人员等的管理工作。

2. 制订本大科护士继续教育培训计划,并监督和检查各病房继续教育培训计划的落实情况。

3. 落实护理部制订的实习护生、护理进修人员等学习人员的培训计划,并监督和检查各病房计划的执行情况。

4. 指导、监督和检查本大科护士继续教育学分的记录与审核工作。

5. 做好本大科教学质量监控,协助护理部临床护理教学组进行教学检查,持续改进。

6. 向护理部临床护理教学组汇报本大科护理教学工作情况,及时反馈相关信息。

三、临床护理教学老师岗位职责

病房教学老师负责制订并完成病房的教学计划,组织各病房的各类教学活动的实施,并将继续教育工作情况向上级领导汇报。具体职责如下:

1. 在科室临床管理教学组及护士长领导下,负责病房临床护理教学及科研工作的管理和实施。

2. 负责制订和实施本病房内实习护生和护理进修人员等学习人员的实习计划。

3. 针对不同层次实习护生,安排相应带教资格的护士带教,并检查教学计划的落实情况,及时给予评价和反馈。关心实习护生的心理及专业发展,帮助学生尽早适应临床环境,及时发现实习中的问题并给予反馈。

4. 组织并参加具体的教学活动,如:病房小讲课、操作示范、病历讨论、教学查房、临床带教、阶段考核、出科考试及总结评价等。

5. 负责病房带教护士的培训,与护士长一起定期对带教护士进行考核。

6. 负责本病房在职护士继续教育工作,认真记录、审核各类继续教育学分情况,配合护理部完成每年的学分审核工作。

7. 带领或指导护士开展护理技术创新。

8. 协助护士长做好病房管理工作,护士长不在时,代理护士长工作。

第五节　临床护理教学质量评价体系

护理教学质量评价是以教学目标为依据,运用可操作的科学手段,通过系统地收集有关教学信息,对教学活动的过程和结果做出价值上的判断。临床护理教学的目标是多重的,包括发展高层次的认知能力、具备熟练的操作技术和其他技能、树立了良好的服务态度、形成积极的专业价值观等。因此,临床护理质量评价时,靠单一的方式,如理论考试或操作考核是无法全面评价的。要针对不同的目标,采用不同的评价方法。

一、护理教学质量评价的概念

护理教学质量评价是从设置护理教学目标入手,并以护理教学目标为依据对教学过程和教学效果进行价值判断的过程,旨在保证最大限度地实现护理教学目标,提高护理教学质量,以及对培养对象提供某种资格证明。

护理教学质量评价一般包括对护理教师授课能力及效果的评价、对学生学习能力及效果的评价,对教学安排、教学方法改进以及组织机构运行的评价等。

二、护理教学质量评价的意义

护理教学质量的评价是护理教学评价的最基本内容之一，通过评价护理教学质量，不但使教学老师明确自己的长处与不足，不断更新教育观念，改进教学方法，利于带教老师之间互相帮助，取人之长、补己之短，以提高教学能力和教学水平，也有助于护理部对护理教学活动的调控和管理。

三、护理教学质量评价的指标体系

质量评价体系是指被评价的全部因素的总和。评价就是通过体系来判断目标是否达到。临床护理教学质量评价的体系，既是评价工作的基础，又是评价工作的核心，对评价起着统揽全局的作用。

要准确评价护理教学老师的授课质量，就必要确定科学的评价体系。评价的体系必须从教与学两方面着手：一是考察教师在传授知识、促进学生能力发展上所做的努力；二是看其是否有利于学生形成良好的品格结构。护理教学质量评价体系包括以下六个要素：

（一）教学态度

教学态度评价主要是考察教学老师是否热爱教学事业，饱满热情地投入教学工作；是否治学严谨、备课充分、讲授认真；是否了解教学及学生情况等。

（二）教学目标

教学目标的评价主要包括：教学是否符合护理部、学校教学大纲要求，完成教学大纲规定的"基础理论、基本知识、基本技能"任务要求；教学目标是否切合学生实际，使学生智力、能力均获得发展；教学目标是否明确、具体可行。

（三）教学内容

教学内容的评价主要包括：课程内容是否覆盖课程标准规定的基本理论、基本知识、基本技能；能否根据不同教学层次的培养目标，合理地选择教学内容，突出重点；各知识点的概念是否准确，内容是否正确；能否立足教材，注重理论联系临床护理实际，并适当地反映学科发展的动态，有一定前瞻性等。

（四）教学环节

教学环节包括兴趣导入、主题探究、强化巩固、拓展延伸及小结。在护理教学评价中，兴趣导入环节应注意其是否由临床实例、社会热点、多媒体演示等导入；探究新知是课堂教学的主干部分，评价此环节应注意是否转变教师的"教"为学生的"学"。正确解决学生接受间接知识与亲历经验的矛盾、正确处理学生的共性与个性的矛盾，充分发挥学生的能动作用；强化巩固环节注意评价教师是否注重新旧知识联系、强调理解记忆、运用多种方法组织复习；拓展延伸环节应评价教师是否拓展学生知识视野，发展学生人文素质；课堂小结应评价教师是否注意总结整理知识点、运用设置疑问、作业等方法启发引导学生，为后续教学服务。

（五）教学方法

教学方法评价主要考察教师所用教学方法是否达到以下要求：调动学生积极性，启发认真学习；引导学生积极思考，发现、分析和解决问题，注重能力培养；因材施教，既照顾多数，又注意个别指导；合理使用教具，运用现代化教学手段；优化组合各种教学方法。同时，注意评价师生互动情况，使教学成为一种有效、全方位、多层次的主动信息交流过程。

（六）教学效果

根据一定教学目标和教学大纲要求,对教与学两方面的效果进行评价,主要包括:教师授课是否达到预定目标及达到程度;绝大多数学生是否能理解和掌握教学大纲规定的教学内容;课堂授课是否有利于培养学生的智能等。

将以上六个要素分解为具体指标,设计成评定量表,每一指标设有优、良、一般、差四个评价等级,由评定者对量表中各指标按一定程序赋以权重。

四、护理教学质量评价体系的实施

临床教学评价是一个有计划、有目的的过程,须按一定的程序来实施。对于评价中可能存在或出现的问题,评价者要有充分的认识,并采取一定的对策。临床护理教学质量评价的基本程序包括评价前的准备、实施评价及评价后的反馈三个阶段。

（一）评价前的准备

评价前,评价者和被评价者都要做好相应的准备。

1. 评价者的准备　明确评价的目的、方法和要求,对评价对象有一定的了解,具有评价方面的相关知识和能力,并准备好评价工具,如观察表、要提的问题等。

2. 被评价者的准备　被评价者最重要的准备是对将要评价内容的准备。学生通常在被评价前都有不同程度的压力,而压力过大会导致学生在评价中发挥失常,因而影响成绩。所以评价前,学生要采取一定的方法来减轻自己的压力,临床教师也应采取一定的方法帮助学生减轻压力,使评价结果能代表学生的真正实力和水平。

3. 患者的准备　如果评价涉及患者,则需要对患者进行一些解释工作,以取得配合。

（二）实施评价

评价者正式对学生进行评价。评价要按事先制订的计划来进行,如时间、方法等。实施中,教师要做到客观、公正、公平。给学生创造一个轻松、无压力的氛围,使学会能以最佳的状态充分的表现自己。

（三）评价后的反馈

评价并不代表教学过程的结束。临床评价的目的不仅仅是对学生的临床表现进行判断、评分,更主要的目的是要向学生提供反馈,以利于学生进一步的实践,提高知识和技能水平。反馈的形式可以是言语的,即将正确的做法如操作的正确步骤示范给学生,也可以是书面的。其最终目的是让学生不断进步,直至达到标准。

在给学生反馈时,应遵循下列原则:①将具体的、精确的信息反馈给学生。如果教师对学生的反馈信息是:"你还需要在评估方面下功夫"并不能清楚指导学生下一步该如何努力。反之,若指出学生遗漏了资料收集的某个方面,或指出学生体格检查技术需要改进,则比笼统的建议更有价值。②对于护理操作程序的评价,要给予学生言语的反馈。教师要口头指出学生操作时问题在什么地方,需要如何改进,还要向学生示范正确的操作。③反馈要在评价结束时及时提供给学生。反馈的时间离评价的时间越长,反馈的效果就越差。一般较长时间后,教师和学生都不容易回忆起需要改进的具体问题是什么。④反馈的频率要根据学习者的特点而定。当学生刚开始临床学习或依赖性较强时,要给予较频繁的、大量的反馈。当学生具备了一定的自我评价能力后,则反馈次数可酌情减少。⑤反馈结果也需要提供给有关教师及教学管理机构,便于其对实习计划做出相应的调整和改进。

第六节 临床护理教学考核、评价与激励

一、护理教学考核原则

考核原则是考核这一教育活动内在规律的反应,在考核经验长期积累的基础上,经理论提高而制订的对考核的基本要求。考核原则具有实践性,是指考核原则源于考核实践,既指导考核实践,又受考核实践检验;考核原则具有历史性和阶段性,是指考核原则受到一定社会教育制度制约,随教育制度发展而变化。在现行高等教育制度下,考核原则如下:

1. 强制性原则 即要求所有学生必须参加,缺考者以 0 分记录成绩。这是现行教育中的强制因素所要求的,若考核失去强制性,则现行教育制度将难以为继。在进行学生学业成绩评价时,教师应坚持强制性原则,慎重对学生缓考、免考的要求,根据学校相应规定严格执行。

2. 公平性原则 是指考核对所有学生在形式上必须是公平的,不允许对学生区别对待。考试作弊是对公平性原则最大的破坏,必须防止并严肃处理作弊现象。

3. 时限性原则 即考试要有时间规定,要造成应试的紧张氛围,短期内充分调动学生的智力和精力,起到强化考核作用,使其不与复习、作业等其他教学环节相混淆。

4. 揭晓性原则 即严禁在考前向学生通知、泄露和暗示考核题目。原则上讲,考前不宜进行应试重点复习、圈定试题范围等。

上述考核原则既相互补充有相互制约,共同组成统一的原则体系,违背任何原则都将破坏整个评价体系。

二、教学考核评价方法

考核法常常应用于护理教学过程中。考核法是以某种形式提出问题,由考生用文字(笔试)或语言(口试)予以解答,并据此判断质量。由于考核法能按评价目的有计划地进行预定测量,故针对性强,应用普遍。考核法主要分为考查、考试和答辩。

(一) 考查

1. 理论依据 考查是护理教学成绩考核的一种方式,属于定性考核方法。针对护理学生来讲,许多课程学业不必做定量分析。因此,在难以定量考核或无需定量考核的课程中,往往采取考查方式。

2. 考查形式 主要分为平时考查形式和出科考查形式两种。①平时考查形式:现场提问、检查学生平时的课外作业、检查实习表现的成绩等;②出科考查形式:实践性作业、临床操作演示、撰写病历等。

3. 考查记录 一般采用两级制,即通过(合格)和未通过(不合格)。此记录可以是平时考查总结,也可以是学习结束考查的一次性评定。一般来讲,考查课不应仅采用学习结束测验的方式来评价学生的学业成绩,因其容易混淆考试与考查两种方式的界限。考查与考试无论在形式上还是要求上都是不同的,应严格区别。

(二) 考试

考试是护理教学成绩评价的主要形式,用于大部分课程的考核。对学生学习效果做定量分析,一般采用百分制评定学生学业成绩高低,按不同分类标准进行分类,使考核工作精

准细致。

按考试形式分为笔试和操作性考试。

1. 笔试 由教师命题,将事先编制好的试题印成试卷,要求考生按规定在试卷上做书面回答,主考教师根据评分标准统一判卷评分。此法简便易行,是考试的主要方法,普遍适用于大部分理论知识课程的考核,以检验学生的基本理论、基本知识和能力等。

2. 操作性考试 护理工作的特殊性,会涉及很多临床操作。操作性考试是通过学生实际操作水平而进行的一种考试方法。进行操作考试时,所有学生可做同一项操作,也可由学生抽签做同一课程所要求的若干项操作之一。此法适用于实践性较强的课程,如基础护理学的实践性考试,用于考核学生掌握操作技术达标程度、有关护理用具及仪器的使用和制作技能、理论联系实际的能力等。

操作性考试以技术的熟练化或技术的效果为评价中心。常采用观察法考核学生掌握技能,达到教学目标的程度。对学生操作结果,采用分析评价方法,即对操作过程各步骤逐一进行评价,也可通过评价整体效果作出概括性评价。操作性考试有利于考核学生实际动手能力、创造能力等,但不管采用何种方式都必须注意操作性考试的客观性,教师应避免考试结果受主观因素影响。

(三) 答辩

答辩不同于一般教育活动中的回答问题,而是已获得一定学术教育,具有一定学术研究与探讨能力的护理学学生,从不同角度阐述自己的学术观点,就考官的提问和质疑为自己的学术观点解释和辩护的一种学业考核方式。

三、学生成绩评价方法

学生学业成绩评价既可评价学生相对水平,又可评价学生实际水平。用于衡量学生相对水平的测验叫做常模参照性测验,用于衡量学生实际水平的测验叫做目标参照性测验。据此,在给学生学业成绩的评定上,有绝对评分法和相对评分法两种。

(一) 绝对评分法

这是一种使用最广泛的评分方法,它是以学生对考核所要求的全部知识内容掌握的实际多少为依据。此评分法与目标参照测验相关联,它一般采用百分制计分法,即答对全部试题可获得满分100分,60分为及格界限。绝对评分法简单易行,便于对考核成绩统计分析,根据学生对考试要求达到的程度,可以大致反映出试题的合理性。但绝对评分法也有不足之处,分数一旦离开试卷,难以反映学生真实水平,因为得分高低与试题难易程度关系很大。

(二) 相对评分法

是将学生考核成绩进行比较,以其在全班中所处的位置作为评分依据。此评分法与常模参照测验相关联,一般按优秀(90分以上)、良好(80至89分)、中等(70至79分)、及格(60至69分)和不及格(59分以下)五个等级记分。各级分数价值等距。此评分方法通常根据学生的能力呈正态分布的理论来进行。相对评分法也可以较准确评定一个学生在全班水平中处于什么位置,激励学生之间的相互竞争,但不利于发挥考核的反馈作用。

护理专业教师应根据不同护理专业课程的特色,不同的考核日的与要求,选择适当的评分法,科学地判定学生的学业成绩。

四、激励学生的途径和方法

（一）营造民主的教学气氛

为学生营造一个民主、自由、和谐的环境有利于减轻其学习上的精神负担，在教师的关爱、尊重及期待中使其产生强烈的求知欲望，最大限度地激发学生的创新学习兴趣和创新学习动机，将继承性学习提升为创新学习。在学习中，教师应积极地推崇创新、鼓励创新，努力营造一个"人人谈创新、时时想创新、无处不创新"的环境氛围。这就要求：①教师的教学态度要和蔼可亲，幽默，为学生提供一个轻松愉悦的学习气氛；②不排斥学生的错误或失败，给学生改进的机会，引导他们从错误中学习，从失败中获取经验；③鼓励学生质疑，保护学生创新意识的萌芽，逐步培养学生会问、善问的思维品质；④鼓励学生参与教学活动。

（二）树立创新的教育理念

教师要敢于冲破传统"灌输式"授业为主的教学方法，采取切实有效的措施，把培养学生的创新意识放在首位。在教学内容上，鼓励前瞻性、预见性及创新性；在教学方法上，倡导启发式、探索式、互动式、研究型教学，激发学生进行独立思考，培养学生的科学精神和创新思维习惯；在培养模式上，注重为学生提供多种平台，为学生成长提供宽广的空间与多样化的选择；在学生学习方式上，鼓励探索式学习、研究式学习、批判式学习等，引导学生建立独特的知识结构。努力创造条件，让学生积极参与教学过程，使学生从被动学习变为主动学习，使其思维活跃、敏捷，善于思考，能够解决各种问题。

（三）尊重学生的首创精神

在培养学生创新素质的过程中，由于学生知识和能力的局限性，难免会有幼稚之举，甚至是一些低级错误，这都是正常的。教师应充分尊重学生的首创精神。鼓励学生的创新意识，挖掘学生的优越潜质，捕捉学生身上的闪光点，使学生在良好的学术氛围中大胆交流，共同提高。

（四）注重实践与发明

实践是创新活动中必不可少的一个过程。鼓励学生积极、广泛地参加各类社会实践活动，如校园文化活动、科技创新活动、科研训练、社团活动及社会实践调查等，让学生主动参与进来，让其在实践活动中成长，促进学生的思维发展，激发创新意识，培养创新精神。让学生有机会尝试新的体验，并结合专业实践，对有兴趣的事物做进一步探究，甚至是发明创造，真正做到在实践中学习，在实践中探索，在实践中创造。

第三章

护理人员教学管理制度

第一节　护理人员分层级教学管理

一、N1~N4 不同层级护士任职条件

（一）N1 层级护士任职基本条件

1. 须获得大专及以上学历,工作经验在 1 年以上。

2. 必备注册护士执照,获得护理专业初级以上职称。

3. 理论与操作考试合格,掌握基本的护理知识与技术。

（二）N2 层级护士任职基本条件

1. 须获得大专及以上学历,工作经验在 4 年以上。

2. 获得护理专业初级以上职称。

3. 掌握基本的护理知识以及操作技术,能够解决常见的护理问题。

（三）N3 层级护士任职基本条件

1. 工作年限满 6 年,5 年及以上相关专科临床护理经验。

2. 获得护理专业初级以上职称。

3. 独立解决专业护理能力、掌握常用的紧急救治技术、根据患者情况可制订合理的护理方案。

（四）N4 层级护士任职基本条件

1. 工作年限满 12 年,5 年及以上相关专科临床护理经验。

2. 获得护理专业中级职称。

3. 获得专科护士资格者、参加境外学习培训者优先考虑。

4. 科研满足以下条件之一

（1）近 3 年在中文核心期刊发表 2 篇及以上署名为第一作者（通讯作者）的相关专业论文（注:包括在《协和护理之音》首次发表的专业学术论文,已在其他护理核心期刊发表的论文不重复计算）。

（2）近 3 年以第一作者（通讯作者）发表 SCI 文章 1 篇。

（3）近 3 年荣获医院、医科院及各级护理学会护理成果奖、发明创新奖、科技奖等奖项,排名前三位。

（4）近 3 年成功申报院外护理科研课题,课题组排名前三位。

（5）近 3 年成功申报院内护理科研课题,为课题第一负责人。

（6）近3年参编专业书籍一部。

（7）近3年获批国家专利一项。

5. 专科能力强、业务技术精湛、职业素质过硬。

二、护理人员分层培训制度

为响应国家卫健委《医药卫生中长期人才发展规划（2011—2020年）》的政策要求,适应护理学科发展的需要,提高人员素质的需要及提高人力资源管理效能的需要,医院设置护理人员分层培训指导意见,全院护理人员实行护理部-大科-病房三级管理,逐层负责相应人员的调配、培训、使用、考核等,具体如下:

（一）护理部成立院级核心护理教学管理小组

1. 负责全院护士长、教学老师、N1～N4不同层级护士的理论及技能的培训与考核,着重负责全院教学老师、N4护士的晋级与培养工作。

2. 负责全院不同层级护士的继续教育与学分管理工作,制订适用于N1～N4不同层级护士的继续教育学习计划并定期组织授课、查房,N3～N4层级的护士培训内容涉及疑难病例讨论,护理新技术、新业务及各专科知识的推广。

3. 每年更新和完善操作考核培训计划及标准。

4. 组织召开教学工作例会,传达培训计划和要求,反馈教学质量和效果。

5. 负责新入职护士的培养与考核,协助科室落实"一对一"导师培训制度,确保培训效果。

6. 组织安排护理人员参与学术交流及院外学习培训。

（二）大科成立大科层面的核心护理教学管理小组

1. 负责大科内N1～N3层级护士的晋级和培训工作。

2. 负责大科内N1～N4不同层级护士的理论与操作培训考核、继续教育与学分管理、护理查房,组织继续教育讲座、查房,内容主要为各专科护理新技术、新业务及专科知识的推广及专科护理大查房。

3. 负责定期召开大科教学工作会议,制订不同层级护士的教学计划并定期更新培训要求,反馈教学问题,保证教学工作顺利进行。

（三）病房教学老师开展规范化分层培训

1. 制订病房N1～N4分层培训目标和计划,理论培训内容涵盖护理制度、法律法规、护理部年度工作目标等,操作培训内容涉及基础护理操作和专科操作培训。

2. 制订并落实科室培训计划,导师每月定期对于工作与生活方面进行沟通交流,及时发现问题,做好思想疏导。

3. 按照新护士规培要求,实行新护士"一对一"导师制培训。

4. 严格落实护理部及大科培训计划并有相关记录。

（四）各层级护士培训重点及目标

为加强护理人才队伍建设,培养适于卫生改革与发展需要的护理人才,北京协和医院基于护士核心能力制订N1～N4层级岗位培训计划,以提高护理人员能力素质,优化能力结构,提高护理质量和专业技术水平。具体如下:

1. N1层级护士

（1）培训重点:正确执行医嘱,病情观察及处理,护理文件的书写,采集各种检验标本,患者健康教育及出入院的办理,病房物资、器材的保管与使用,抢救物品、药品的准备和保管工作,护生、护理员、配膳员及保洁员的指导工作。

（2）培训目标:内容以基础课程为主,可涉及基础的护理研究培训,较好掌握基础护理与专科护理技术操作,具备发现问题的能力,培养该层级护士的临床能力和个人素质,培养其批判思维的能力,在上层级护士指导下完成重症患者护理的能力。

2. N2 层级护士

（1）培训重点:科室护理查房和病例讨论,本科室护理问题、护理差错、事故分析及防范措施的落实,文献查证、疑难和危重患者的抢救与护理及案例分析、学习持续质量改进并参与活动、参与科室的护理质量管理工作。接触科室教学和管理工作,提高教学和管理能力,结合专科特色进行专科查房授课,全面提升教学、管理、科研能力。

（2）培训目标:通过系统化培训,使其具有较好的沟通能力,良好的职业素质和医德医风,掌握基础护理与专科护理操作技术,侧重提升专科护理知识和技能,能够理论联系实际,独立完成常见病的护理,做好急危重症患者的抢救配合及护理,初步了解临床教学、管理和科研的基本方法,参与护理教学护理科研工作,完成护理查房、配合完成科室的管理工作。

3. N3 层级护士

（1）培训重点:本科室护理质量控制,本科室业务疑难问题,本科室护理查房和会诊,本科室护理差错、事故分析及防范措施的制订,疑难、危重患者的护理及指导,本科室护士继续教育工作,各类护生和进修护士的带教及考核工作。

（2）培训目标:使其明确自身发展方向,一是本专业领域继续深造、发展,二是护理管理方向发展。熟练掌握专科理论知识与操作技能,循证解决本科室护理难题,独立完成急危重症、疑难患者的抢救及护理工作,具有一定的临床护理教学和管理能力,可帮助教学老师持续教学质量改进,指导低年资护士工作,承担进修护士和实习护生的临床带教工作及临床护士的继续教育工作,配合科室的护理管理工作。了解专业护理新技术、新业务,具有指导开展专科护理的能力,熟悉护理科研的基本方法,有一定的科研能力及创新能力,独立撰写护理论文,有一定的组织管理及病房管理能力。

4. N4 层级护士

（1）培训重点:护理教学和科研工作,专科护理新技术、新业务的开展工作,全院和本科室护理查房、护理差错、事故的鉴定分析及防范措施的制订,急危重症及疑难病例的临床护理、会诊和抢救工作,全院或本科室在职护士继续教育工作、护理学术讲座和护理病案讨论,循证护理实践,护理质量管理,业务技术管理和组织意见。

（2）培训目标:以培训研究为主,掌握本专科护理动态,有专科特长、有完善的疑难重症护理经验,可独立完成高、新专科护理工作的能力,有较强的教学能力,可指导 N1～N3 层级护士进行护理工作,能胜任本专科护理理论授课,与教学老师一起组织教学查房,有效运用人文学科知识解决问题,有较强的科研及成果应用能力,协助护士长负责科室质量控制及病房管理工作。

三、护理人员分层考核制度

护理部教学管理组-大科教学管理组 临床教学老师分别对护理人员分层级考核,内容分为理论考试和技术操作考核。

（一）理论考试

1. 实行分层理论考试，试卷难度分不同级别：新入职、N1、N2、N3~N4。

2. 护理部教学管理组每季度组织在线理论考试，所有护士在病房护士长或教学老师监督下完成对应层级试卷的填写，成绩自动上传护理部并存档。

3. 理论考试试题包括基础知识和专科护理，基础知识由护理部核心教学组出题，专科护理由各大科教学管理组的教学老师出题。不同层级试卷基础题和专科题所占比例不同，新入职、N1~N4基础知识所占比例由80%至30%递减，专科护理所占比例由20%至70%递增，体现不同层级理论知识的掌握重点，80分为及格线。

4. 大科完成新入职护士在本大科轮转期间的理论培训和考核，依据培训计划制订考核内容，涉及各专科理论授课的重点内容。

5. 每月病房护士长或教学老师对本病房护士完成日常考核评价，主要依据理论培训内容，分层进行考核，考核形式可为理论试卷或日常提问，评价结果留有记录。

（二）技术操作考试

1. 实行分层级操作考试，护理部制订N1~N2、N3~N4各层级护士全年操作考核计划，每年3~9月分别完成月考核，如血糖监测技术（N1~N2）/除颤技术（N3~N4），护理部年底组织全员进行分层操作抽考，每个病房教学老师和一名N1/N2层级护士、一名N3/N4层级护士参加考核，成绩纳入科室绩效考评。

2. 大科教学操作培训组按新入职护士操作培训考核计划完成新护士操作考核，成绩上报护理部，纳入新护士转正考核成绩。

3. 科室由护士长和教学老师依据护理部技术操作月考核计划负责每月对本科室护士进行分层操作考核，完成考核后将成绩填报于HIS系统。

4. 护理部定期监督检查考核情况，将抽考成绩计入科室月质控成绩。

四、护理人员晋级指导原则

（一）各层级护士申请晋级时需要同时满足以下两个资格条件

资格条件一：通过拟晋级层级的理论考试和操作考试。

资格条件二：全年考勤达到要求全年出勤率≥90%的护士有晋级资格。如一年250天工作日，出勤≥225d/年，即病事假等缺勤≤25天。如果缺勤超过25天，本年度无资格参加晋级聘任。

（二）各层级护士晋级考核评价

从工作质量、患者安全、技术与能力、工作态度、劳动纪律、教学、科研进行多维度考核，每个层级所占比例不同，体现数据的公平性。

1. 工作质量 用三级质控检查的方法获取评价基础护理、专科护理、仪容仪表与行为举止、岗位职责完成情况的数据，N1~N4占比30%~20%递减。

2. 患者安全 从科室、护理部、医务处、输血科、检验科等科室获取评价用药/输血/标本错误等有责任的护理差错，压疮、药物外渗、脱管、跌倒/坠床、意外事件等有责任的并发症的客观数据，N1~N4评价占比由25%至20%递减。

3. 技术与能力 从患者评价、口头或书面表扬/批评/有效投诉、同行评议（护士长/护士/医生）、理论/操作考试成绩获取评价抢救配合和业务水平的数据，N1~N4占比均为15%。

4. 工作态度 从患者满意度调查、口头或书面表扬/批评/有效投诉,同行评议(护士长/护士/医生)获取评价服务态度、主动性与责任心、团队协作的数据,N1~N4 评价占比由 20% 至 10% 递减。

5. 劳动纪律 评价迟到、早退、脱岗等用客观数据即可,N1~N4 评价占比均为 10%。教学依据三级教学检查及学习人员评价获得检验教学任务完成情况及带教满意度的数据,N1 此项不评分,N2~N4 评价占比 5% 由 15% 递增。

6. 科研文章、课题、发明/专利、科技获奖等 直接从护理部、科研处获取客观数据即可,此项 N1 为加分项,N2~N4 评价占比由 3%~10% 递增。

(三)同行评议

1. 同行评议内容从工作态度、工作责任心、工作完成质量、沟通能力、协作能力、解决问题能力、突发事件应急能力七个方面进行评价。各个方面 1~5 分评价,分值越高,表示评价越好。

2. 同行评议实施方法

(1)护士长对所有护士进行评议。

(2)全体护士相互进行评议。

(3)病房主治医生 1 人、住院医生 1 人对护士进行评议。

3. 同行评议得分所占比例 见表 3-1。

表 3-1 同行评议得分比例

层级	护士长评议	护士评议	医生评议
N1	50%	40%	10%
N2	50%	40%	10%
N3	50%	30%	20%
N4	50%	30%	20%

4. 评价标准

(1)满分 35 分。总分大于 29 分(相当于百分制 85 分)者方可晋级。

(2)按照总分排序,如超过所设的额定护士层级岗位数,实行末位淘汰。

(四)各护理单元层级护士配置标准

各护理单元层级护士配置标准见表 3-2。

表 3-2 护理单元层级护士配置标准表

护理单元		N1	N2	N3	N4
一类	A 级	10%	30%	40%	20%
	B 级	15%	35%	35%	15%
二类	A 级	20%	35%	35%	10%
	B 级	25%	35%	30%	15%
三类	A 级	30%	40%	25%	5%
	B 级	35%	40%	20%	5%

实际晋升高层级护士数少于参考比例时,该层级名额可分配至下一层级:例如,科室无符合 N4 条件人员,N4 人数可加到 N3 中,以此类推。

第二节 专科护士的选拔、培养及使用

一、专科护士的发展

(一) 国外专科护士的发展

最早 1900 年美国护理杂志的一篇论文,首次提出了专科护理的概念。从 1954 年开始,美国专科护士的培养逐渐定位于硕士以上水平的教育,涉及多个专科。20 世纪 90 年代,美国护士协会(ANA)专门为护士认证成立子机构——美国护士资格认证中心(American Nurse Credentialing Center,简称 ANCC),为专业护士及专科护士提供官方认证与管理。截至目前,美国已经在 200 多个专科领域培养了 10 万余名专科护士。除美国外,近年来英国、加拿大、澳大利亚的专科护士队伍也得到了迅速发展,专科护士的发展与梯队建设已经成为国际护理界的主流趋势。

(二) 国内专科护士的发展

2005 年,《中国护理事业发展规划纲要(2005—2010 年)》明确提出了"专科护士规范化培训计划"。2007 年,原卫生部颁布的《专科护理领域护士培训大纲》中,将急诊、器官移植、手术室、肿瘤、重症监护 5 个临床护理技术性较强的科目列为"核心专科"。2016 年,《全国护理事业发展规划(2016—2020 年)》中指出,要有计划地培养一批专科护士。当前,随着国内各地相继开展了多项护理专科,我国的专科护理进入了快速发展期。然而,与发达国家相比,我国专科护士在总数量和专业开展上仍有不小差距。相比临床医学,护士专业化和专科化发展明显滞后,直接影响到护理水平与质量。

(三) 北京协和医院专科护士的发展

20 世纪 90 年代,北京协和医院率先在国内开展了专科护士培养。近年来,医院每年选派 40~60 名护理骨干参加国内外专科护士培训,截至 2020 年,医院共在 30 余个专科培养了 400 余名专科护士,且开设了多个专科护理门诊。医院健全了专科护士选拔和培养制度,并将选拔流程制度化;确立培养宗旨、明确培养目标、制订培养计划、完善培养方案;建立专科护士的技术档案,落实培训效果的追踪评价。医院建立了晋升、晋级、考核、评优等系列长效机制,鼓励专科人才成长。

现代医学日新月异,护理水平也随之飞速发展,如何使我国的专科护士适应发展的要求,建立适应中国国情的专科护士培训体系,是我国护理专科发展的方向。

二、专科护士的选拔与培养

为更好地贯彻落实《国家中长期人才发展规划纲要(2010—2020 年)》,进一步加强北京协和医院专科护理人才力量,提高医院专科护理水平,根据《专科护理领域护士培训大纲》相关要求,以深化医药卫生体制改革为中心,以全面加强人才培养为重点,密切结合医院工作实际,夯实基础工作、增强专科力量、优化人才结构、完善学科建设,推动护理工作稳步发展。

（一）专科护士的选拔

1. 选拔条件

（1）具有大专及以上学历,获得护士执业资格证书。

（2）护师及以上职称,5年以上工作经验,具备一定专业护理知识,能够独立处理临床问题,有一定的教学、科研能力。

（3）具有良好的表达能力和人际关系,有爱心及奉献精神。

2. 选拔方式

（1）自愿报名:符合要求的护士可自愿上报科室及护理部(申请表见附录1)。

（2）笔试:包括基础理论知识、专科理论知识等(占比60%)。

（3）面试:3分钟面试人员自我介绍,5分钟考官提问,主要考核面试人员人文素养、组织能力、协同能力(占比10%)。

（4）操作:护理基础操作及专科操作(占比30%)。

专科护士小组核心成员协同护理部共同完成选拔事宜。外出学习选拔要求按照考核成绩排名按比例依次完成各期外派学习。

（二）专科护士的培养

1. 培养目标

（1）掌握护理学及相关学科的理论知识,熟练掌握专科护理操作技能,能解决本专科护理领域的难点与重点问题。

（2）具备专科教学能力,能够指导其他护理人员开展业务工作,提高医院的专科护理水平。

（3）具有科研能力,能结合专科临床护理实践,开展护理科研,撰写有价值的学术论文或综述,同时促进护理质量的不断改进。

2. 培养计划

（1）每年拟选派40~60名护士骨干进行专科培训。

（2）根据临床需求及专科发展方向,以重症、造口/伤口、骨科、消毒供应、静脉治疗、糖尿病、血液净化、助产、急诊、手术室、肿瘤、老年等专业为培养重点。

3. 培养方式　专科护士培养以学会等机构认证培养为主,结合境内外相关认证培养以及院内培养。选送符合条件的、优秀的护理人员外出进修;参加市级、国家级专科护士培训机构的学习,取得专科护士证书;参加专业学术会议等。

（1）学会等专科基地培养:根据医院发展总体需要及科室人力情况,经自愿报名、科室推荐、护理部审核,每年选派专科护理骨干参加中华护理学会、北京护理学会及各省市级护理学会等学术机构举办的专科护士培训班。

（2）境外培养:根据医院总体发展,每年可选派护理骨干赴境外进行专科培训,补充国内专科护士种类,推进不同专科发展。

三、专科护士的使用与评价

（一）专科护士的使用

1. 专科护士完成本专科疑难重症患者护理,制订合理的护理计划和措施,实施有效的护理和宣教。

2. 定期对全院护理人员提供专科培训和专业指导,并对专科护理有关工作提出完善和改进的建议。

3. 完成院内外护理会诊,提出会诊意见和可行方案,辅导相关人员进行专业的治疗和护理。

4. 培训和指导院内护士,实施专科护理,提供标准化、规范化的专科护理,同时提高全院护士对患者的专科护理服务水平。

5. 专科护士总结各专科特殊病例可上传至专科疑难重症病历库。

6. 专科护士录制相关课程上传至院内网自主学习平台供全院护士学习浏览。

7. 根据不同的专科特点,开设专科护理门诊和专科护理线上咨询服务,为更多的患者提高专业服务,及时解决患者的问题。

8. 专科护士积极参与并承担院内专科护理小组工作。

9. 专科护士经过培训有一定的科研能力,在临床过程中通过发现问题不断解决问题,改进护理实践,提高护理质量。

（二）专科护士的评价

1. 护理部建立专科护士技术档案,记录参加培训情况。

2. 定期对专科护士的业务水平、教学科研水平以及工作表现进行自评和他评(详见附表 2 和附表 3)。

3. 评价结果与专科护士的绩效考核挂钩。

四、专科护理小组的管理

为促进专科护理发展,充分发挥专科护士临床实践和学术的引领作用,全面提升全院护理水平及服务质量,根据临床实际需求在护理部的统筹安排下成立各专科护理小组并对其工作进行监管和协调。

1. 组织框架　每个专科护理小组设组长 1 名,副组长 1~3 名,核心组成员 5~10 名,组员 20~30 名为可涉及该专科的科室护士骨干。

2. 工作计划

（1）组长制订本专科小组的相关制度及流程,上报护理部审批。

（2）根据该专科领域的热点难点问题及临床实践制订年工作计划,组长负责组织并落实各项工作。

（3）定期进行阶段性工作总结,包括专科小组活动笔记、照片及 PPT 等,总结好后上传护理部。

（4）每次活动后小组成员要组织病房护士进行相关培训及学习。

（5）护理部定期对专科小组成员进行多方面评价,包括问卷考核、专业知识技能等。

3. 活动频率　按照年工作计划开展工作,每个季度至少活动一次,活动内容涉及相关专科领域的知识与技能。活动形式包括授课、工作坊、沙龙和比赛等。

4. 工作职责

（1）各专科小组承担全院护士继续教育培训。

（2）承担全院护士理论考试题库建设。

（3）组织专项质控检查。

（4）参与制订专科操作流程、规范标准、专家共识等。

5. 考核评价

（1）每半年由护理部组织对各专科小组所有成员进行工作考核,考核结果与绩效挂钩。

考核内容包括笔试(50%)、操作(20%)、出勤情况(5%)、护理部评价(5%)及临床实践成绩(20%)。

(2) 每年根据两次考核的成绩评选出优秀专科小组及优秀专科小组成员。

第三节　新入职护士规范化培训及转正考核制度

一、新入职护士管理制度

(一) 根据北京协和医院人事管理有关规定,新入职护士试用期原则上为一年。

(二) 新入职护士未取得有效的《护士执业证书》期间,必须在高年资护士的指导下完成各项临床护理操作。

(三) 新入职护士必须接受至少为期两年的规范化培训与考核。

(四) 新入职护士工作满一年,考核合格后方可转正。

(五) 新入职护士的规范化培训与考核由护理部-大科-各护理单元分层落实。

(六) 新入职护士应在护士长的领导及高年资护士指导下,掌握病房的各项规章制度及各项护理工作流程、各岗位职责及工作要求。

二、新入职护士规范化培训导师制度

为进一步落实北京协和医院新护士规范化培训工作,提高规范化培训水平,建立了北京协和医院新护士导师工作制度。新护士导师分为主导师和副导师。主导师在新护士规培期间,起到全程陪伴、引领及成长的作用,每名主导师负责2~3名新护士;副导师在临床科室内个性化培养新护士专科理论及临床实践能力,并配合主导师相关培训工作,每名副导师负责1名新护士。

(一) 导师遴选条件

1. 主导师遴选条件

(1) 热爱教学工作、责任心强。

(2) 性格阳光、正能量,沟通能力强,普通话表达能力好。

(3) 具有本科及以上学历,主管护师及以上职称的护士;或取得专科证书且从事相关专业3年以上的专科护士。

(4) 有一定的科研能力,近五年有文章发表。

2. 副导师遴选条件

(1) 热爱教学工作、责任心强。

(2) 性格阳光、正能量,沟通能力强,普通话表达能力好。

(3) 具有本科及以上学历,取得专科证书;或N3层级以上;或工作8年及以上的护士。

(4) 有较高专业水平、临床经验丰富,具有教学经历。

(5) 有一定的科研能力。

满足主导师及副导师条件者经个人申请、科室推荐、执行护士长审核、护理部选拔后,择优录取。

(二) 导师工作职责

1. 主导师工作职责　基于个人擅长领域,将主导师分为理论导师组、操作导师组、临床

导师组及科研导师组四个亚组(亚组导师工作制度详见附件4)。主导师基本工作职责如下:

(1) 新护士规培期间全程由一位主导师负责,起到陪伴、引领及成长的作用。主导师需对新护士进行生活、思想上的陪伴,专业技能与职业发展的引领,最终达到与新护士共同成长的目的。

(2) 通过面谈、微信、电话等形式,与新护士加强日常交流沟通。每季度至少与新护士面对面交流一次(建议季度初进行),了解其思想动态、生活、学习和工作情况,针对性地帮助新护士解决实际困难和问题,引导其建立正能量的价值观。监督新护士规范化培训的落实情况,并在《新护士规范化培训手册》上签字。

(3) 主导师在完成个人负责的新护士带教工作的基础上,同时需完成所在亚组的相关工作,并对副导师进行相关培训。

2. 副导师工作职责

(1) 新护士进入临床科室后,确立本科室副导师-新护士组合。副导师与主导师交流沟通后,对新护士进行专科理论知识及临床实践能力的培养。

(2) 按照护理部规范化培训的要求,制订新护士在本科室轮转期间个性化的理论知识、临床操作计划,并实施临床带教。指导新护士完成计划并在《新护士规范化培训手册》上签字。

(三) 导师考核方案

1. 主导师考核方案　通过自评和他评相结合的形式,采用护理部考核、新护士评价及导师自评的方法,对主导师进行考核。连续两年考核不合格者取消主导师资格。

2. 副导师考核方案　采用主导师评价、新护士评价、副导师自评相结合的方法,对副导师进行评价。对考核不合格的副导师督促改进,若连续两次考核不合格者取消副导师资格。

(四) 导师奖励机制

1. 增加教学绩效,根据学生的数量及学生评价予主导师及副导师相应奖励。同时,具备主导师科室的护士长予增加相应绩效。

2. 为主导师及副导师提供相应外出学习机会,以提高导师专业素养。

3. 任职主导师及副导师可作为职称晋升的加分项,鼓励护士积极参与导师资格的申报。

第四节　在职护士继续教育管理制度

一、继续医学教育学分管理规范

继续医学教育是以学习新理论、新知识、新技术、新方法为主的一种终生教育。根据国家级、市级卫生健康委员会有关文件,结合医院实际情况制订了在职护士继续医学教育学分管理规范。本节仅以北京市继续教育管理制度结合北京协和医院继续教育管理实际为例。

(一) 适用人员

具有护士执业证书的护士及其以上专业技术职称的护理工作者。

(二) 学分要求

继续教育管理实行学分制,三级医院护理人员每年应按照表3-3完成学分:

表 3-3 继续教育学分管理

职称	学分类型		学分		学时	备注
护师及以上	Ⅰ类	国家级/市级	≥10 分		≥75 学时	Ⅰ、Ⅱ类不可相互替代
	Ⅱ类	区级	≥15 分	≥5 分		
		单位自管		≤10 分		
护士	Ⅰ类+Ⅱ类		≥25 分			不分Ⅰ、Ⅱ类

注:北京市获得学分时间范围为每年 11 月 1 日至次年 10 月 31 日,每人每年度学分≥25 分。

（三）学分类别

继续医学教育按活动性质分为Ⅰ类和Ⅱ类学分。Ⅰ、Ⅱ类学分不可替代。

1．Ⅰ类学分

（1）国家级继续医学教育项目。

（2）北京市级继续医学教育项目。

（3）原北京市卫生局、北京市中医管理局授权单位组织的继续医学教育项目。

（4）经原北京市卫生局、北京市中医管理局专项备案的继续医学教育项目。

（5）原卫生部、国家中医药管理局批准的继续医学教育基地和原北京市卫生局、北京市中医管理局批准的继续医学教育基地组织的继续医学教育项目。

（6）省、部(北京市)级及以上科技成果奖。

2．Ⅱ类学分

（1）区县级继续医学教育项目。

（2）医疗卫生单位组织的继续医学教育自管项目。

（3）自学等其他形式继续医学教育活动。

（4）区县级科技成果奖。

（四）学分授予标准

1．Ⅰ类学分

（1）参加国家级、省级各类继续教育项目学习。

（2）获国家级、省部级各类成果奖。

2．Ⅱ类学分

（1）参加区县级继续医学教育项目。

（2）参加医疗卫生单位继续医学教育如学术报告、专题讲座、病例讨论会、多科室组织的案例讨论会、技术操作示教、手术示范、新技术推广等自管项目。

（3）自学是继续医学教育的一种重要形式。凡自学与本学科专业有关的知识,应有学习计划,经本科室领导审阅同意后实施。完成学习计划后,写出综述或结合临床实践(典型病例、个案)的读书报告,在科内或院内进行交流。

（4）在刊物上发表论文和综述。

（5）科研立项为国家级、省市级、局级以上和获区县级科技成果奖。

（6）出版医学著作。

（7）出国考察报告、国内专题调研报告。

（8）发表医学译文。

（9）出版国家、省、市级继续医学教育项目的视听教材。

（10）由全国继续医学教育委员会或省、自治区、直辖市继续医学教育委员会制订或指定的杂志、视听教材等形式的有关"四新"的自学资料,学习后经考核,按规定的学分标准授予学分。

（五）学分登记

1. 医院统一为全院在职护士办理 IC 卡,建立继续教育活动的档案,采用继续医学教育 IC 卡管理系统,在 IC 卡上进行学分登记和统计。

2. 学分登记工作由教育处专人负责,教学老师负责本科室在职护士的学分确认和登记工作。

3. IC 卡计分方法

（1）现场刷卡计分:继续教育活动现场采用手持 POS 机课前、课后刷卡。

（2）计算机录入:由教学老师录入,并经教育处专人确认。

1）科研成果、论文发表及外出参加学术会议所获学分,备好相关论文或学分证,予以确认。

2）出国(境)参加学术活动、进修等所获学分,备好相关资料或学分证,予以确认。

3）参加未使用 POS 机的各级继续教育活动所获学分,备好相关证据,予以确认。

4）科室内举办的各类继续教育项目,由教育处确认后予以授分。

（六）学分获取途径

学分获取途径见图 3-1。

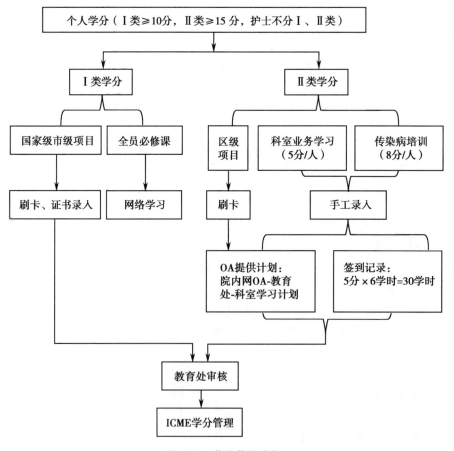

图 3-1　学分获取途径

（七）学分录入及审核工作流程（图 3-2）

学分录入及审核工作流程见图 3-2。

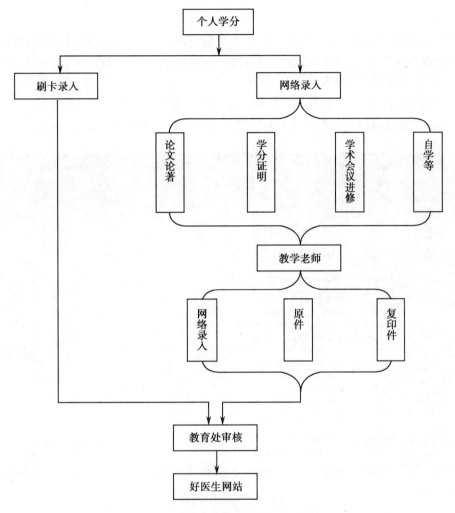

图 3-2　学分录入及审核工作流程

（八）学分管理

继续医学教育学分是在职护士年度考核合格的必备条件之一,并且也是聘任专业技术职称或执业再注册的必备条件之一。在北京协和医院护理人员学分管理为三级管理:护理部—大科—科室。

1. 护理部　全院护理人员继续医学教育课程培训计划的制订和实施、各科室人员调整管理、学分手工录入审核、季度和年度学分审核。

2. 大科教学组　负责本大科护理人员继续医学教育课程培训计划制订和实施、季度及年度学分检查工作。

3. 病房管理　教学老师负责。

（1）继续医学教育管理系统中人员是否与实际科室人员相符,长期病假、退休、辞职、转科等人员,及时报护理部进行人员调整。

（2）每人每日学时不得超过 6 学时（网络学习、医院统一的传染病授分除外）。

（3）本科室每次刷卡人数不得超过科室护士总人数的 60%，严禁全员刷卡。

（4）前半年（上年 11 月 1 日至本年 4 月 30 日）的学分应完成本年度学分的 50%（Ⅰ类+Ⅱ类学分≥8.5 分，传染病 8 分由医院统一录入）。

（5）非项目学分：将学分录入继续医学教育管理系统，相关学分证明材料复印件交至护理部，待护理部审核通过。相关学分证明材料留存至 11 月学分检查结束后。参加外地学习班则需要留存照片、车票、缴费证明。

（6）签到要求：参加授予学分的课程务必签到，不能由他人代签。

（7）每月底及时填写 HIS 系统教学文件夹中的病房学分自查表（图 3-3）。

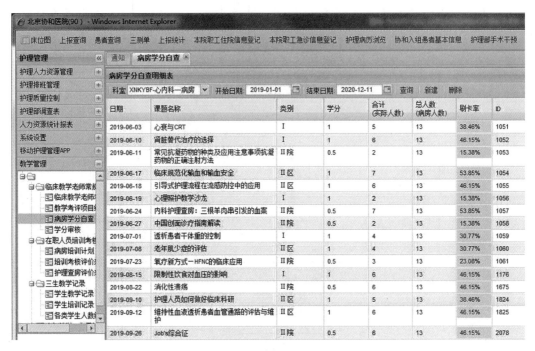

图 3-3　病房学分自查表

（8）每季度末进行本科室学分自查，完成 HIS 系统教学文件夹中的学分审核表并提交至护理部（图 3-4）。

（9）每半年根据大科教学组安排进行科室之间的学分交叉互查，并上报检查结果，按照检查结果各科室及时更正。

（九）学分年终审核

1. 根据北京市继续医学教育委员会抽取的名单，由被抽查科室的教学老师准备年终审核材料。

2. 学分时间要求　上年 11 月 1 日至本年 10 月 31 日期间获取的学分。

3. 相关材料

（1）抽检科室人员名单。

（2）登录 ICME 系统网址：http://icme.haoyisheng.com，录入论文论著译文、学分证书、科研成果立项、外出参会进修等内容，到教育处确认。

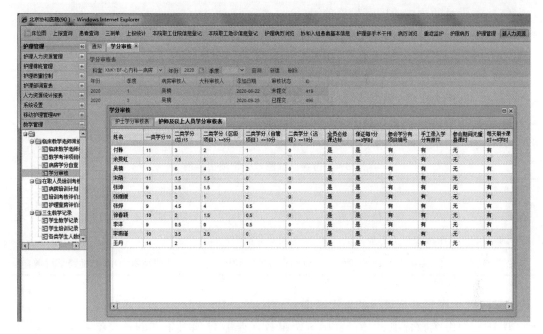

图 3-4 学分审核表

（3）继续医学教育学分达标情况统计表（统计查询→个人达标情况查询→查询已通过学分→打印选择），项目包括科室、人员编号、姓名、职称、总学分、Ⅰ类学分、Ⅱ类学分、其他学分，表头统一书写为"××××年度×××科室继教达标情况统计表"。

（4）手工录入的学分需准备相关学分证明材料；院内自管项目学分，须提供自管项目计划、签到表；集中授予学分，须提供计划、签到表；参加外地学习班则需要留存照片、车票、缴费证明。

4. 审核内容

（1）各类学分及全员必修课是否达标。

（2）有无重复刷卡的情况，即同一个项目刷卡两次。

（3）同一科室每次刷卡人数是否超过本科室护士人数的 60%，有无全员刷卡的情况。

（4）每日每项目单次刷卡人数是否超过会场实际可容纳人数。

（5）手工录入学分是否有原件，参会学分有项目编号，参会期间无重叠课时。

（6）是否每 1 学分≥3 学时、每天刷卡课时≤6 学时。

二、继续医学教育项目申报要求

（一）继续教育项目的种类

1. 国家级继续医学教育项目。

2. 北京市级继续医学教育项目。

3. 院级继续医学教育项目。

4. 其他形式的继续医学教育项目。

（二）继续医学教育项目的申报标准

1. 申报国家级继续医学教育项目标准 国家级项目以"四新"（新理论、新知识、新技术、新方法）为主要内容，注重针对性、实用性和先进性，符合下列条件之一：

（1）本学科的国内或国际发展前沿。

（2）填补国内、外空白,有显著社会或经济效益的技术和方法。

（3）国内先进技术、成果推广,国外先进技术、成果引进和推广。

（4）边缘学科和交叉学科的新进展。

（5）当前重点工作、热点领域或突发应急事件的研究成果。

2. 申报市级继续医学教育项目标准　为促进学科均衡有序开展,市级项目申报和举办范围包括前沿进展内容,又兼顾基础训练、学习提高的内容,详见表3-4。

表3-4　市级继续医学教育项目标准

类别	对象	内容要求
基础训练类	初、中级专业技术人员	基本理论、基础知识和基本技能为主
学习提高类	中级及以上专业人员	以提高专业能力和综合素质为主
前沿进展类	中、高级专业技术人员	以本专业前沿知识、理论、方法或技术为主,鼓励跨学科融合

（三）继续医学教育项目的申报程序

1. 国家级继续教育项目　符合国家级继续医学教育项目条件的各类学习班、培训班、学术会议等均可申请国家级继续医学教育项目。申报项目的科室需填写《国家级继续医学教育项目申报表》,并于每年8月底以前报教育处。经统一逐级上报获得全国继续医学教育委员会批准后,于每年年初公布批准的国家级继续医学教育项目。备案的国家级继续医学教育项目有效期2年。在有效期内举办,需填写《国家级继续医学教育项目备案表》和《国家级继续医学教育项目执行情况汇报表》,连同教材、学员名单、日程表、年度总结,在项目批准当年8月底以前报教育处。在8月底以后举办的项目,若第二年仍需举办,则在11月底以前将以上材料报教育处。若在有效期内没有举办,则按新申请项目办理。

2. 市级继续教育项目　符合市级继续医学教育项目标准的各类学习班、培训班、学术会议等均可申请市级继续医学教育项目。申报项目的单位需填报《北京市市级继续医学教育项目申报表》,并于每年7月底以前报教育处。经统一上报获得市继续医学教育委员会批准后,于年底前公布次年的市级继续医学教育项目。未列入计划的临时性或应急、特需项目,可申请专项备案,获准后列入市级项目。在有效期内举办,需填写《北京市市级继续医学教育项目备案表》和《市级继续医学教育项目执行情况汇报表》,连同教材、学员名单、日程表、年度总结,在项目批准当年7月底以前报教育处。若在7月底以后举办的项目,第二年仍需举办,则在11月底以前将以上材料报教育处。若在有效期内没有举办,则按新申请项目办理。

3. 校级、院级继续医学教育项目　科室举办的各类继续医学教育项目,至少应提前2周填写《北京协和医院继续医学教育项目申报表》,将项目向教育处备案。根据具体情况,对于具有普遍意义、面向全院的项目,可申报为校级项目,其余的申报为院级项目。

4. 其他形式的继续医学教育项目　包括进修、西部扶贫等项目,按照有关规定进行管理。

（四）继续医学教育项目申报流程

1. 国家级继续医学教育项目申报反馈流程　见图3-5。

2. 市级继续医学教育项目管理流程　见图3-6。

3. 区级继续教育项目申报、举办工作流程　见图3-7。

4. 院级继续教育讲座安排流程　见图3-8。

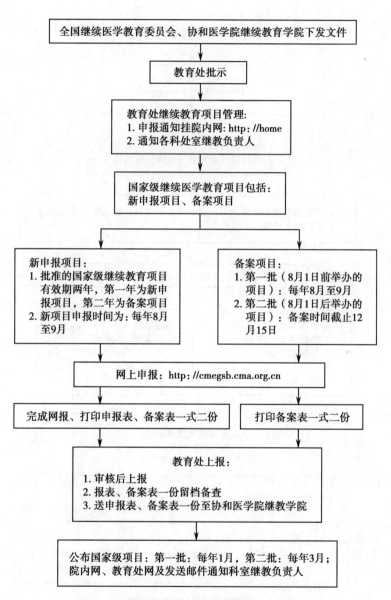

图 3-5　国家级继续医学教育项目申报反馈流程

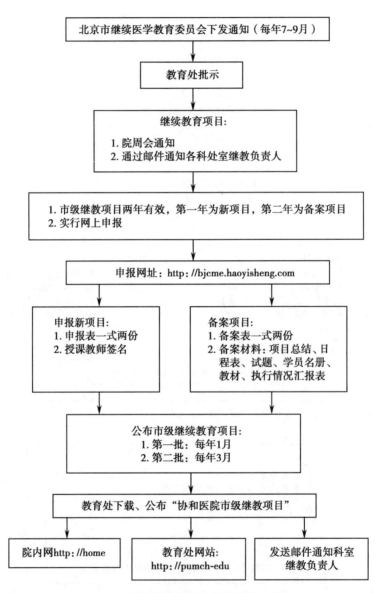

图 3-6　市级继续医学教育项目管理流程

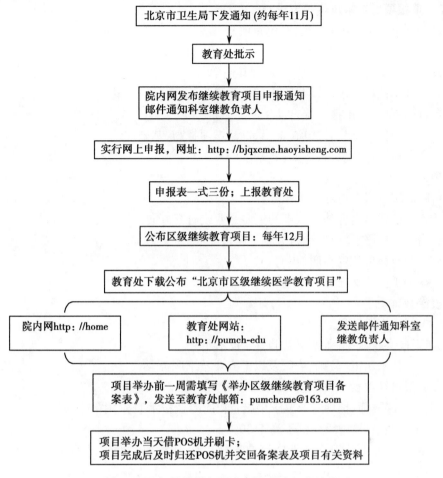

图 3-7 区级继续教育项目申报、举办工作流程

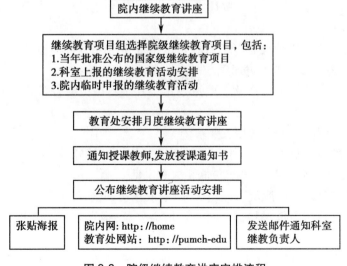

图 3-8 院级继续教育讲座安排流程

（五）填报项目申报表相关要求

1. 基本要求（项目填写齐全，避免漏项）

（1）学科选择准确，根据所报项目内容正确选择相应学科专业，例如内科护理学、外科护理学、妇产科护理学、儿科护理学、护理其他学科。

（2）申办单位填写规范，填写"中国医学科学院北京协和医院"。

（3）日期不填写，申报系统自动生成。

（4）市级项目类别为必选项（前沿进展、学习提高、基础训练）。

（5）举办地点详细填写，例如：北京市×××。

2. 项目负责人要求

（1）副高级及以上专业技术职务。

（2）负责的项目内容是其从事的主要专业或研究方向。

（3）当年申报国家/市级项目分别不超过2项。

（4）须为申办单位的在职（岗）人员。

（5）必须承担授课任务。

3. 授课教师要求

（1）申报国家级项目

1）理论授课教师：副高级及以上专业技术职务。

2）实验（技术示范）教师：中级及以上专业技术职务。

（2）申报市级项目

1）理论授课教师：护理专业要求中级及以上专业技术职务，中级比例不高于40%。

2）临床技能项目：中级比例不高于30%。

3）授课教师专业应符合授课内容的学科专业，职称填写准确，杜绝填写职务、学位，完整填写单位标准名称，与单位公章一致。

4. 继续医学教育项目要求

（1）符合项目举办时间、学分计算要求，国家级项目一般在一个月以内，1天以上；市级项目一般在一个月以内，1天以上。按规定每3小时授予1学分，注重核对学时/学分。

（2）符合举办期数要求

1）每项国家级和市级继续医学教育项目每年举办期（次）数不超过6期（次），在"多期举办信息"处填写每期相应的举办时间与举办地点。

2）同一名称项目只能申报1次（国家级/市级），项目申报与备案只能选择其一，二者不能同时上报。

5. 继续医学教育项目备案的相关要求

（1）主要信息不得变更：授课内容、授课教师、学时数、学分数。除外：下年度举办日期、地点、招生人数及负责人电话、申办单位联系人和电话。

（2）项目备案时题目如涉及期（届、次等）数或年份调整，可在备注中注明。

6. 网上提交后打印申报材料，及时报送，加盖公章；报送材料须项目负责人、授课教师本人签字。

7. 最新国家级和北京市的《继续医学教育项目申报表》《继续医学教育项目申报表》在北京医学教育协会网站"继续医学教育"栏目中下载，网址：http://www.bame.org.cn/。

第四章

临床护理带教管理制度

第一节　临床护理带教工作管理制度

一、见/实习护生管理制度

（一）教学医院接收的临床实习生包括教学实习（简称见习）和生产实习（简称实习）的护生。临床实习护生由学院（校）和医院共同管理，以实习医院管理为主。

（二）护理部设专人负责教学管理，根据学校的培养目标和培养计划安排实习护生的实习科室，组织带教、考核、出科鉴定、带教反馈工作。

（三）各护理单元教学老师负责制订并落实病房实习计划，安排教学内容、指定带教护士、组织具体教学和出科考核工作。

（四）带教护士需热爱护理教学工作、临床专业知识储备丰富、操作规范熟练。

（五）每半年由病房护士长和教学老师共同评估带教护士的教学态度和能力，包括讲课、临床操作以及学生反馈。带教过程中护士长和教学老师不定期评估教学计划的落实情况。评估不合格者取消带教资格。

（六）实习目标要适合学生水平。专科、本科和研究生等不同学历的护生实习计划、教学内容、出科考核要有所区分。

1. 临床工作　运用护理程序为患者提供整体护理，解决患者的问题；独立完成实习大纲中基础护理操作和专科护理操作。

2. 教学能力　对患者实施健康教育；组织一次护理专题讲座。

3. 科研能力　培养科研意识，能够发现临床中的问题；能够尝试利用科研成果解决患者的问题。

4. 管理能力　能够参与患者以及科室的日常管理。

（七）护生在临床带教老师的监督、指导下，可以接触观察患者、询问患者病史、检查患者体征、查阅患者有关资料、参与分析讨论患者病情、书写护理病历、对患者实施有关护理操作等。护生需维护患者的隐私权。

（八）护生不得单独从事护理活动，必须在临床执业护士的监督、指导下进行临床护理实践活动，包括分析讨论患者病情、书写护理记录、执行医嘱、对患者实施护理操作等。临床护理实践中所有文字材料必须经上级执业护士审核签名后才能作为正式医疗文件。

（九）出科评价应该在护生出科前完成，包括填写在实习手册中的出科考核成绩以及当面的反馈评价。反馈主要从职业态度、职业精神、职业行为方面进行，以鼓励为主，反馈学生存在的问题必须客观。

（十）护生应服从科室护士长以及教学老师的管理，按时上下班，有特殊情况应提前告知护士长。原则上不允许请事假，请病假时应携带病假条。择业假等其他假需由学校和护理部沟通协调后，由护理部通知科室护士长和教学老师。

（十一）护理部定期召开教学会议，检查各护理单元的教学情况，及时解决实习中存在的问题。

二、进修护士管理制度

（一）医院每年招收四期进修护士，培训时间为三个月或半年。培训合格者发放结业证书，表现优异者获得优秀进修生荣誉。

（二）进修护士申请条件

1. 申请人需依法取得由省、自治区、直辖市相关卫生部门颁发的《中华人民共和国护士执业证书》，且处于注册有效期内。

2. 身体健康，能胜任临床护理工作。

3. 具有三年以上临床护理工作经验，两年以上该专科护理工作经验。

4. 具有良好的专业素质和道德品质，爱岗敬业，遵纪守法，是本单位的业务骨干。

（三）进修护士申请进修流程

1. 进修护士需向护理部提交单位领导和相关部门签字同意并加盖公章的《护士进修申请表》、护士执业证书复印件及身份证复印件。

2. 北京协和医院护理部同意接收后，向申请人医院发放《护士进修通知单》，告知报到相关事宜。

3. 进修护士持《护士进修通知单》办理报到相关手续，报到时出示本人护士执业资格证书原件和复印件、单位介绍信和身份证明。护理部保留进修护士执业资格证书复印件并进行存档。

4. 护理进修生进修期间食宿自理。

（四）进修护士学习安排

1. 护理部统一安排入院教育，内容包括医院护理概况和发展、护理安全、医院及护理规章制度、素质要求、突发事件处理等。

2. 进修护士管理由护士长和教学老师负责，接收科室根据进修护士的进修意向、综合素质等制订培训计划并认真落实。

3. 护理部、大科教学组以及病房针对进修生的需求，安排专科知识、教学、科研及管理等业务学习。

（五）进修护士守则

1. 进修护士必须依据《医疗机构管理条例》《护士条例》《医学教育临床实践管理暂行规定》在医院进行培训以及学习。

2. 遵守医院及护理部各项规章制度和管理规范。服从科室工作安排以及护士长的领导。

3. 按医院护士着装规范进行着装，佩戴医院统一制作的胸牌。仪表端庄，整洁大方。

4. 注重加强自身素质培养，讲文明礼貌，尊重患者，团结同事。

5. 以主人翁的态度参加科室的临床工作。

6. 积极参加护理部及各科组织的教学活动,如讲课、病例讨论、护理查房等,不断提高自己的理论及业务水平。

7. 严格遵守劳动纪律,进修期间一律不安排探亲假、事假。

8. 进修护士不得单独从事护理活动,必须在临床执业护士的监督、指导下进行临床护理实践活动,包括分析讨论患者病情、书写护理记录、执行医嘱、对患者实施护理操作等。临床护理实践中所有文字材料必须经上级执业护士审核签名后才能作为正式医疗文件。

9. 进修护士单独从事护理活动造成患者人身伤害的,按照《医疗事故处理条例》以及《护士条例》相关规定处理。

10. 进修护士凡不遵守以上要求,经批评教育仍不改者,由科室提出意见,护理部核实批准可终止进修,退回原单位。进修期间如有怀孕或其他情况需要长期休病假者,建议终止进修。

11. 进修结束,护理部组织考核、总结、鉴定及评优工作。进修护士填写《进修总结表》,由所在科室护士长进行评价并签署意见。

12. 《进修总结表》由护理部盖章后交至其原单位。

(六) 优秀进修护士评优条件

1. 热爱护理工作,爱岗敬业,具有良好的思想品德和职业道德。

2. 自觉遵守医院各项规章制度及操作规程,未发生护理不良事件。

3. 具有良好服务意识,一切以患者为中心,受到患者广泛好评。

4. 学习态度端正,积极参与和完成各类业务学习。

5. 具有团队合作精神,工作积极主动,与同事关系融洽。

6. 能够服从科室工作安排,无缺勤。

7. 科室考核优异。

三、专科护士学员带教管理制度

(一) 经中华护理学会、北京护理学会认证审核,北京协和医院相关科室作为专科护士带教基地,承担专科护士的临床实践培训工作。每个专科带教基地设一名负责人。

(二) 根据学会通知,医院委派相关管理人员参会,按学会下发的实习文件接收专科护士来院培训。

(三) 按学会培训部门要求承担相关专科护士临床实践的培训工作,严格遵循学会教学计划,根据具体要求组织及完成培训工作。基地负责人需与学会及时沟通,更新护理专科培训内容,有效落实护理专科培训任务。

(四) 具体教学计划和教学内容由基地负责人与教学老师结合本科室具体情况共同制订,包括轮转计划、理论授课内容、临床操作内容、考核内容、考核形式。

(五) 专科护士学员带教要由中级以上职称护士或者专科护士承担。按照学会要求进行相应的专科学习指导,辅导学员完成专科培训作业,保证培训质量。

(六) 专科护士学员在临床带教教师的监督、指导下,可以接触观察患者、询问患者病史、检查患者体征、查阅患者有关资料、参与分析讨论患者病情等。

(七) 专科护士学员不得单独从事护理活动,包括分析讨论患者病情、书写护理记录、执行医嘱、对患者实施护理操作等。

(八) 加强专科护士学员学习期间安全管理,如发生职业暴露等意外伤害事件,其责任及费用需自行承担。

（九）专科护士学员需遵守医院和护理部的各项制度,包括仪容仪表、行为规范、考勤制度等。专科护士学员如有表现欠佳或不服从管理等情况,护理部及时与各学会取得联系,有效解决及处理相应问题,同时医院保留清退学员的权利。

（十）按学会要求办理专科护士的结业、评价、总结、成绩评估及上报、推选优秀学员等工作。

（十一）教学人员和专科护士学员实行双向考核评价制度,护理部负责进行专科护士学员满意度调查工作,并及时反馈给相关人员,以便持续改进护理专科护士带教工作。

第二节 护理教学文件管理

一、护理教学文件管理概述

（一）护理教学文件是指在护理临床教学实践各个环节中形成的不同载体的文件资料,包括在职护士、实习护生、进修护士以及专科护士临床教学过程中形成的文字、语音或者影像资料;以及实施教学活动中各流程留存的资料如教学计划、签到表、学习照片以及考核成绩等。是医疗卫生档案的重要组成部分。

（二）护理教学文件的管理原则为护理部统一领导,护理部、大科以及病房三级管理。保证护理教学文件的完整、准确、系统。

（三）根据临床工作的实际情况,护理部教学组每两年进行教学文件的调整。

（四）纸质文件使用黑色签字笔书写,禁用铅笔、圆珠笔、纯蓝墨水、红墨水、复写纸。

（五）归档的护理教学文件必须齐全、完整,必须是原件。

（六）教学文件应注意对患者隐私的保护。

（七）护理部每季度检查一次科室的教学文件整理情况,以强化科室的责任意识,提升医院教学以及教学文件的管理水平。

（八）教学文件保存期限为两年。

二、护理教学文件的接收、处置、分类与归档管理

（一）根据医院教学组织架构,教学文件分为三级管理。上级主管机关下达的指令性、指导性文件,由护理部指定人员接收及管理,包括教学实习、生产实习的计划、大纲、总结、实习结果鉴定等;护理部组织的全院护理人员开展的教学活动记录也由护理部指定人员管理;大科范围内开展的在职护士和进修生、实习生、见习生(简称三生)的护理教学活动记录包括教学计划、讲课内容、签到记录由大科教学组指定人员管理;病房各类护理人员的教学活动记录由各病房教学老师管理。专科小组的教学活动文件由专科小组负责人管理。

（二）护理部、大科、病房均需指定专门人员负责文件的收集和保管工作,并按照归档范围进行分类。

（三）教学活动结束后应及时整理文件,进行分类管理。

（四）病房教学文件分为在职人员培训考核记录和三生培训考核记录两部分。

1. 在职人员培训考核记录包括

（1）不同层级培训计划:根据层级培训要求制订全年培训目标以及每季度培训重点。

（2）病房培训计划:即每月具体讲课内容。

（3）培训考核评价表：包括个人参加的具体培训项目、每月一次的日常考核评价、每月一次的操作考核成绩以及季度培训效果。

（4）护理查房评价表，记录查房的主要内容以及查房评价。每次学习活动要有签到记录，在学习现场进行签到。

2. 三生教学记录包括

（1）三生培训计划，包括专科生、本科生、研究生的教学实习和生产实习培训计划，进修护士培训计划以及专科护士培训计划。

（2）学生教学记录，包括三生的姓名、性别、联系方式、学校或医院、入科时间、出科时间；三生的出科评价，从工作态度、工作积极性、遵守制度、服从管理、团队协作、尊敬师长、仪容仪表、爱伤观念、沟通能力、学习能力、实践能力、处理问题能力、理论水平、基础操作水平和专科操作水平等方面评价。

（3）三生培训记录，包括讲课日期、地点、培训内容、主讲人、参加人员。三生的学习实践活动要有签到记录，在学习现场进行签到。

（五）用于申请继续教育学分的医院自管项目、自学及发表论文、译文、出版著作、音像教材等文件实施属地化管理，由个人所在病房的教学老师进行分类管理。

（六）每季度进行一次在职护士的继续教育学分检查，检查结果由病房教学老师进行管理。

（七）教学文件需要经过系统整理，反映教学活动的内容和流程。

第三节　护理教学活动的组织、管理与评价

一、护理查房制度与管理

（一）护理查房制度

护理查房是检查护理质量、落实规章制度、提高护理质量及护理人员业务水平的重要举措。包括护理业务查房，即临床护理查房、个案护理查房、护理教学查房和护理行政查房，即临床护理管理质量查房。

1. 护理查房要有组织、有计划、有重点、有专业性，通过护理查房提出护理问题，制订护理措施并针对问题及措施进行讨论，以提高护理质量。

2. 护理查房要围绕新技术、新业务的开展，注重经验教训的总结，突出与护理密切相关的问题。通过护理查房能够促进临床护理技能、护理理论水平和临床护理行政管理质量的提高，同时能够解决临床实际的护理问题。

3. 护理查房可以采用多种形式。

4. 护理部每季度组织一次护理查房，科室每月组织一次护理查房。

5. 护士长及教学老师对整个查房过程要给予质量监控，对查房中出现的问题能及时予以纠正。

6. 护理查房内容包括疾病相关知识，本病例治疗、护理要点、护理措施及措施依据。

（二）护理查房管理

1. 临床护理查房

（1）概念：护士长在护理质量管理中，根据患者病情或对责任护士质量管理的需要，以

解决现存问题为目标的实用性较强、时间较短的简捷实用的查房形式。临床护理查房是通过责任护士对患者现存护理问题、措施及效果的汇报,护士长评价责任护士的工作质量及对患者的护理效果,对存在的问题提出修正意见的过程。

(2) 查房内容:主要对患者现存的护理问题、护理措施、护理效果及护理质量进行查房。应选择新入院、病重、病危、病情复杂的患者或采用新开展的治疗护理措施的患者。

(3) 查房人员:查房者为责任护士,一般安排在床头交接班时或治疗护理措施基本完成之后。如在交接班时,则应遵循简短实用的原则解决实际护理问题;如为计划安排的,则应按照规范的临床查房形式进行。

(4) 查房准备:指定责任护士做好查房前准备,提前通知全科护士预习病史及相关资料,并查阅有关疾病的国内外先进护理经验,找出该病例护理的薄弱环节和改进措施。

(5) 查房评价:护士长总结评价查房效果,并予以护理指导。同时做好查房记录,保存资料,以便总结经验。

2. 个案护理查房

(1) 概念:护士长根据复杂疑难患者病情及医疗护理特殊状况的需要有计划安排的,由护士长主持,根据责任护士的病情报告,查房者对患者的护理查体,与患者及家属的交流,对患者的护理方案、护理问题、护理措施、护理难点进行检查和讨论修正,制订新的护理措施的过程,称为护理个案查房。是以解决复杂疑难问题为主要目标的护理查房形式。

(2) 查房内容:针对患者护理中的难点、疑点进行的专项护理查房,患者的选择,可以是以上任何一种或多种情况,如患者采取了常规的护理措施效果不好、新出现的护理问题尚无成功经验等。

(3) 查房人员:查房者可以是本病房高年资护士,也可以外请护理专家或跨科邀请的专科护理骨干。要求本病房护士全体参加,需要时应请管床医生及其他相关专业人员如营养师、药剂师等参加。

(4) 查房准备:要求护理管理者具有对病例选择确定的准确性、及时性,查房者应具有敏锐的观察能力、判断能力、学识水平、指导能力,要求责任护士具有发现问题和提出问题的能力等,因此各级参与护士均应在充分准备的基础上,参加护理个案查房。

3. 护理教学查房

(1) 概念:护理教学查房是临床教学老师,根据本专业教学大纲的要求,选择本病区主要病种、病情相对复杂、非急性期的患者为查房对象。通过责任护生的病情报告,责任护士的补充,临床教学老师的护理查体,与患者及家属的交流,对所查患者的护理方案、护理措施、护理效果进行评价分析指导,对疾病涉及的相关知识、前沿信息进行讨论讲解指导的过程,称为护理教学查房。它是以引导护生实际运用护理程序护理患者,掌握专科病种患者护理问题的确定,护理措施的制订与实施,护理效果的评价,达到锻炼专科理论知识与实践结合能力的目标。

(2) 查房内容

1) 护理技能查房:指观摩有经验护士的技术操作示范,以指导、规范基础或专科护理操作,掌握临床应用操作技能的技巧等。技能查房形式可为演示、录像、现场操作,达到传帮带的作用,不同层次的护士均可成为教师角色,参加的人员为护士、进修护士、实习护生。

2) 临床案例教学:由病房教学老师组织的护理教学活动。分析典型病例,指导护生运动护理程序。选择典型病例,提出查房的目的和教学目标。运用护理程序的方法,通过收集资料、确定护理问题、制订护理计划、实施护理措施、反馈护理效果等过程的学习与讨论,帮助护士/实习护生/见习护生掌握运用护理程序的思维方法,进一步了解新的专业知识和理论,能发现临床护理工作中值得注意的问题和方法。

3) 临床带教查房:由教学老师负责组织与主持,护士/实习护生积极配合与参加。教学老师要充分调动学生主动学习的积极性,指导、启发、培养学生的能力。重点是专业基础知识和理论,根据实习护生的需要确定查房内容和形式,围绕护生实习大纲及在临床工作中的重点和难点,进行临床带教查房。如操作演示、案例点评、病例讨论等。

(3) 查房人员:教学查房由高年资的临床教师担任,严把临床教学质量。教学查房以学生为讲解对象。

(4) 查房准备:查房护士需事先做好准备,选择能覆盖病房教学内容的典型病例,从病因、病理、临床表现、诊断、治疗、护理问题、护理措施及健康教育方面进行重点讲解,集体示教、示范,以培养学生系统的临床思维方法。为保证查房取得预期效果并提高学生的主动参与性,查房护士应提前告知学生所查的病例,要求同学准备有关资料,查房时汇报自己的见解,积极回答问题,对不懂的问题要大胆提问,通过教学查房,尽可能对该疾病的诊治及护理有全面系统的认知。

(5) 查房评价:在引导学生发现问题、理解问题和掌握解决问题方法的基础上,查房护士在最后归纳总结学习内容与收获,讲解新进展,使学生扩展知识,点评实习护生在教学查房中的表现,提出改进意见并写好查房记录。

4. 护理行政查房

(1) 概念:主要是针对病房护理质量监督监控中发现的不足,由护理部主任、科护士长组成核心小组,相关科室的护士长、护理专家等共同参加的护理查房。其目的在于从实践中培养护士长的科学思维和管理能力,切实巩固和提高护理工作质量。通过参与人员的共同分析、归纳和总结,发现问题、确定问题,提出解决问题的对策,提高护理质量和管理水平。

(2) 查房准备:针对病房护理质量监督中发现的不足,由护理部主任、科护士长组成核心小组选定科室,也可由护士长主动提出申请,准备书面汇报材料。汇报内容包括病房管理中人、财、物的基本情况、护理质量(尤其是危重患者的护理质量)、服务态度、规章制度等的执行情况、岗位职责落实情况、护理记录、护理操作、病房管理、护理安全隐患、创新技术及业务管理中所遇到的问题、已采取或准备采取的管理措施和效果评价等。

(3) 查房程序:在充分准备的情况下,由护理部择期安排到具体科室进行护理行政查房。首先由病区护士长汇报书面准备的材料,然后由查房核心小组成员发表意见,被邀请的相关科室人员也可各抒己见参与讨论,最后由护理部主任综合分析归纳总结,提出相应的意见和建议。

(4) 查房评价:查房后核心小组成员应在 1 个月内及时了解反馈信息,检查改进措施的落实情况。若措施有效则及时予以肯定,若效果不佳或又发现新的问题则重新予以指导。对于行政查房的结果则利用每周的护士长会进行通报,使全体护士长得以借鉴、启发、互相取长补短。

二、护理临床授课制度与管理

(一) 授课要求

根据授课目的、授课对象,准备授课内容,书写教案,1 学时 45 分钟。教案内容包括授课的重点、难点、教学目的，做到目的明确，重点、难点突出。根据临床情况以及医学护理进展，不断更新知识与观念。授课教师应具备多媒体使用的能力，并掌握制作技巧。

（二）授课频率

临床小讲课无次数限制，可在每天带教过程中穿插进行。实习生/见习生科室讲课，每周一次，大科讲课，每月一次。进修护士科室讲课，每两周一次，大科讲课，每月一次。

（三）授课方法

1. 首先要学习掌握护理教学的基本方法，如以问题为基础教学法（PBL）、讲授式教学法（LBL）、案例教学法（CBL）、团队教学法（TBL）、模拟情景为基础的学习（SBL）、"模拟人"教学、"标准化病人"教学，根据授课内容，恰当使用护理教学基本方法。

2. 充分利用护理教学资源，如北京协和医院自主学习平台，共享众多精品课程，可直接用来使用，也可借鉴在此基础上丰富自己的教学内容。如教学内容涉及操作、演示，可充分利用示教室及模拟教具。如课程内容为沟通交流，或模拟临床实际场景，可通过标准化病人（SP）来辅助实现。

3. 充分发挥"互联网+"时代下的护理教学，打造线上+线下混合式黄金教学，利用微课、慕课、翻转课堂的教学形式，充分调动学习积极性、参与度，提高教学效果。

（四）授课记录

护理临床授课需登记备案，包括科室护理带教讲课记录单、科室实习生讲课记录单、科室进修生讲课记录单、大科讲课记录单，登记授课老师、授课内容和时间，参加授课者需签字确认。所有授课登记表应归档文件夹，妥善保存。

（五）授课评价

1. 第一次进行临床授课的教学老师由大科教学组负责试听，听课后对主讲人的教学内容、组织、技术、风范等方面提出意见与建议，主讲人根据提出的意见建议及时整改，提升讲课效果。

2. 临床授课结束，科室、大科或护理部发放问卷（纸质或电子），调查授课对象对课程及老师的满意度，征集意见建议，及时反馈授课老师，同时纳入绩效考核。

（六）授课大赛

为加强护理师资队伍建设，提升广大护理人员教学能力，为青年教师成长搭建展现自我、学习交流的平台，护理部每年举办中英文授课大赛。随着教学理念的不断更新、护理知识的不断丰富、教学方法的不断更迭，对护理教师的语言表达能力、课堂控制能力以及授课技巧、教学意识等提出了更高的要求。

临床护理教学能力是衡量护士素质的重要指标，重视临床护理教学是协和护理的光荣传统，也是协和护理能够不断发展的动力和源泉，每年一次的临床护理教学授课大赛对提升全院护理队伍的整体教学能力和水平发挥了重要作用。

在比赛中各位选手紧密结合专科实践，恰当选题，并综合应用多媒体、教具、情景再现等多种教学方法，展示了一场场生动而精彩的授课，无论是课程组织，还是授课技巧方面都充分体现出护理人员扎实的教学功底和新颖的教学理念。通过授课大赛的形式，护理人员从媒体课件制作、语言表达、教学组织和教态等方面都得到了显著提升。

每年的授课大赛，都有大批优秀的青年护理教师在这个平台上脱颖而出，优胜者代表医院参加北京市乃至全国高校青年教师的授课比赛，多次取得优异成绩，最重要的是提升教学授课水平，有效地加强了师资队伍的建设。中文授课评分表详见表4-1。

表 4-1 中文授课评分表

评分指标	评分标准
教学内容	1. 选题基于临床护理实践,突出临床护理教学特点、为教学目标服务,体现知识、能力和态度要求 2. "教书"的同时做到"育人",通过合适的内容、案例或教师的言行举止,对学生进行职业素养教育等 3. 内容科学充实、重点突出、条理清楚,深入浅出,体现学科发展前沿和最新研究成果,有效启发学生思考
教学组织	1. 教学方法运用合理,问题设计得当,富有启发性,有效引导学生发现问题、解决问题,注重师生互动 2. 授课语言清晰、流畅、准确、生动,语速节奏恰当,肢体语言运用合理、恰当 3. 教学过程安排有序、衔接紧密,时间分配恰当,课堂调控有效
教学技术	有效运用现代信息技术及多种媒介资源,课件制作富有创意,简明、美观,图文并茂有效使用课件以外的辅助教学手段,加深学生对教学内容的理解
教师风范与教学特色	1. 教态自然大方,仪表自然得体,精神饱满。课堂氛围好,学生活跃、参与积极,有效激发学生自主学习和探究学习的积极性 2. 教学理念先进,特色鲜明,风格突出,感染力强。课堂应变能力强,临场发挥有亮点

三、护理临床带教职责与管理

(一) 临床护理教学老师职责与管理

1. 负责制订和实施本病房内实习生、见习生和进修生等学习人员的实习计划。

2. 组织并参加具体的教学活动,如:病房小讲课、操作示范、病历讨论、教学查房、临床带教、阶段考核、出科考试及总结评价等。

3. 针对不同层次实习护生,安排相应带教资格的护士带教,并检查教学计划的落实情况,及时给予评价和反馈。

4. 关心实习生的心理及专业发展,帮助学生尽早适应临床环境,及时发现实习中的问题并给予反馈。

5. 负责本病房实习生的管理。督促、指导学生严格执行各项规章制度和技术操作规程,增强法治观念,严防差错事故发生;做好实习生考勤,监督服务态度和劳动纪律,及时反馈护士长,必要时向护理部汇报。

6. 负责病房带教护士的培训,与护士长一起定期对带教护士进行考核。

(二) 带教护士的职责与管理

1. 临床带教护士应热爱护理专业,热爱带教工作,具有良好的沟通交流能力。具有良好的职业道德素质和丰富的护理理论知识及护理技能。带教对象不同,安排不同的带教护士,如进修护士应由主管护师及以上的高年资护士带教。

2. 护士长或教学老师排班时,做到带教护士相对固定,每人每班专人负责带教,责任明确。

3. 护士长或教学老师将实习人员反馈及时传达给带教护士,以便随时改进带教工作,保证带教质量。

4. 临床带教工作纳入全年绩效考核,通过自评、同行评议、主管领导评价等形式进行。

(三) 护理临床带教管理

1. 明确不同类别带教人员的学习目标

(1) 本科实习护生学习目标

1）运用护理程序为内科、外科、妇产科、儿科、监护室、急诊科等患者提供安全、有效的整体护理,满足患者的需要。

2）在临床教学老师的指导下,运用沟通交流技巧,为患者实施健康教育。

3）掌握授课技巧,有一定的授课能力,可以完成简单的护理专题讲课。

4）在护士长、教学老师指导下,了解病房的护理管理、护理教学工作。

5）运用掌握的护理科研方法、医学统计、护理研究等知识,在临床带教老师的指导下完成毕业论文。

（2）专科实习护生学习目标

1）运用护理程序为内科、外科、妇产科、儿科、监护室、急诊科等患者提供安全、有效的整体护理,满足患者的需要。

2）在临床教学老师的指导下,运用沟通交流技巧,为患者实施健康教育。

3）了解病房护士长及教学老师工作职责,了解病房日常管理及教学工作。

（3）进修护士业务学习目标

1）掌握医院工作环境、制度、各岗位职责及专科护理规范等。

2）掌握本专科护理知识及护理技能。

3）了解医院内医疗、护理、教学、科研及管理等业务。

2. 制订与实施具体学习计划

（1）根据护理部制订的实习护生/进修生的培训目标,结合各自科室业务、疾病等特点,制订具体学习计划。一方面包括学习内容,如每周基础及专科理论知识、操作技能、健康教育、科研、教学、病房管理等。另一方面为学习目标,包括短期和长期。

（2）必须对每一批实习护生/进修生进行入科教育,要详细介绍医院及科室规章制度,实习或进修注意事项和本科室的工作特点及要求。帮助熟悉环境,特别要强调"三查八对""消毒隔离""身份核对"等重要规章制度,强化安全护理意识。

（3）带教老师在带教过程中要细心、耐心,根据学生的学习能力和基础进行特别辅导,对学生进行手把手带教,并做到"放手不放眼",杜绝护理差错事故的发生。在患者心理护理、疾病护理、宣教、操作等方面必须加强示范,通过讲解、答疑、示范,解决实习中的难点和要点,提高学生的理论与实践结合的能力。

（4）每周组织实习护生/进修生简单总结所学内容是否与计划相符,是否完成学习目标。因临床工作的特殊性,有时会提前或错后接触到规定的学习内容,可适当调整学习计划。遇到少见病例、操作或讲课时,可临时集中实习护生/进修生,共同学习。

（5）根据学习目标与计划,带教老师可随时进行小讲课,时间、形式无特殊要求。教学老师每周至少进行一次1学时的讲课,需认真备课,同时制作PPT。

（四）带教反馈与总结

实习结束前,应组织实习护生/进修生进行反馈。听取对教学内容、形式、带教老师等方面的意见建议。如果以面对面的形式,很难获得真实的反馈,可通过大科层面以问卷的形式,采用不记名的方式进行反馈,效果更好。对于共性问题,大科教学老师共同讨论、总结,制订整改措施。个性问题,单独沟通,适当调整。通过不断的整改,从而促进教学水平与教学效果的提升。同时,我们会收集带教老师对于实习护生/进修生的意见建议,反馈到护理部,原则问题需及时与学校或进修生所在医院进行沟通。

第五章

临床护理教学方法

第一节　护理教学方法

一、护理教学的基本方法

（一）以问题为基础的教学法

1. 概念　以问题为基础的学习(problem-based learning,PBL)是以问题为基础,以学生为主体,以小组讨论为形式,在辅导教师的参与下,围绕某一问题进行研究学习的过程。

发展历史

PBL 的发展历史

1969 年,此教学模式起源于加拿大麦克玛斯特大学,美国神经病学教授 Barrows 等首次报道了把基础科学和临床问题合并,并在教学中开设了一个能灵活反映卫生保健需求变化所涉及问题的课程,即 PBL 课程,成为以问题为基础的学习(problem-based learning,PBL)发展史上一座重要的里程碑。

1971 年,PBL 被介绍至欧洲,荷兰、瑞典等国家先后开始了 PBL 教学的尝试。

1986 年,上海第二医科大学和原西安医科大学率先将 PBL 引入我国。

1991 年,PBL 教学模式在北美形成完整、成熟的教学模式,一些著名大学如哈佛大学医学院全部采用 PBL 教学。

1997 年,香港大学医学院正式开始实施 PBL 教学模式。

2000 年,我国各主要医科大学的负责人在香港大学医学院参加了《医学教育改革-香港的经验》研讨会,学习开办 PBL 课程的经验。

2001 年,全世界大约有 1 700 余所医学院采用了 PBL 教学模式,并且数字还在持续增加。

2015 年,除了医学类院校,我国其他高校也逐步开展以 PBL 教学理念为特色的教学尝试。

---

2. PBL 教学法的教育目标

（1）将基础课程的知识应用于临床。

（2）发展学生临床思维。

（3）提高学生学习动机。

3. PBL 在护理领域中的应用

（1）应用对象：一是用于护理各理论课程具体科目的学习；二是用于临床教学中学生 PBL 方法运用能力的培养。

（2）应用范围

1）护理课程教学：包括基础护理学、内科护理学、外科护理学、急救护理学等。国外还有高校将 PBL 应用于一些专业技能培训。

2）护理临床教学

①护理查房：以临床真实病例为基础，提前设计好问题。在护理查房开始前，学生充分收集与该病例相关的资料，在查房时进行小组讨论、提出问题、共同寻求解决该问题的方法，之后可针对该查房过程进行自评、互评，并由带教老师进行点评反馈；

②技能培训：与临床实践相结合，将 PBL 教学法运用到技能培训中。

3）与其他教学法结合应用于临床教学中。

4. PBL 教学法存在的问题

1）学生对 PBL 教育模式不适应。

2）缺乏有经验的师资队伍。

3）评价系统还不完善。

4）学生对 PBL 教学效果反馈不一。

5. 总结　目前，PBL 教学已成为国际上流行的一种教学方式，在培养学生自主学习能力方面，不失为一种有效的教学方法，也逐渐成为中国医学教育改革发展的方向。

但此种方法也有其局限性，不能生搬硬套，应认识到其亟待改进的不足之处，在探索中发挥其优势，避其不足。

6. 思考与讨论

PBL 教学法实例——如何提高低年资护士掌握病情的能力？

PBL 教学资料与剧情内容

患者男性，45 岁，诊断：胰腺炎。医生匆忙开好医嘱即上手术室为其他患者手术，本患者输液至中午，低年资护士检查医嘱单及治疗台，发现该患者液体已经输完，准备拔针。正好被高年资护士看到，高年资护士知道本患者是禁食患者，于是判断不可能输液完毕，当即制止拔针行为，并马上翻阅病例，发现是医嘱的液体量过少。立即询问医生，补开了液体，从而避免了患者可能因补液量不足导致脱水现象的发生。

评析：

1. 事件发生原因

（1）低年资护士临床经验不足。对病种及疾病的基本治疗方式等相关知识了解不够，忽略了禁食患者需要补充充足液体量。

（2）对患者病情了解不够，盲目机械执行医嘱。

2. 如何避免与防范

（1）加强理论学习，护士应掌握禁食患者的补液原则。

（2）切忌凭主观印象，对有疑问的医嘱一定要询问后再执行。

（3）加强低年资护士专科知识的培训。

3. 应该这样做

（1）像高年资护士一样熟悉患者病情，掌握专科疾病相关知识。

（2）对有疑问的医嘱，应大胆质疑，求证后方能按正确医嘱执行，严格把关，以确保患者安全。

（3）全科护士进行讨论，强调护士对医嘱把关的重要性。

（二）讲授式教学法

1. 概念　讲授式教学法（lecture based learning，LBL）是指教师运用语言向学生系统而连贯地传授科学文化知识的方法。讲授法包括讲述、讲解、讲演三种。

2. LBL 的优化应用

（1）与其他教学法结合：除了单纯地讲解外，还可适当引入小组讨论、案例分析等方法，以提升学生在课堂的参与度与兴趣。

（2）与现代教学媒体相结合：多媒体教学不仅丰富了课堂元素，还使学生对于课堂内容理解会更加深刻。

LBL 教学法与 PBL 教学法的比较见表 5-1。

表 5-1　LBL 教学法与 PBL 教学法比较

项目	LBL 教学法	PBL 教学法
学习目的	全面、连贯、系统地学习知识	以培养学生综合能力为目的
内涵	学科界限分明	以临床病例为基础，学科间交叉渗透
教学形式	教师为主体，讲课为中心	学生为主体，问题为中心
评价体系	终结性评价，统一考试	形成性评价，对学生进行综合评估

3. LBL 教学法存在的问题

（1）易导致知识与能力脱节：讲授过程中，学生似乎听得挺明白，课后却又无法复述。这样不靠自己思维参与获得的知识，无法内化成自己的知识。

（2）易使学生产生依赖：学生易形成依赖心理，一切问题等待老师来讲解，削弱了学生学习的主动性和独立性。

4. 总结　LBL 教学法仍是我国最主要的教育模式，要讲好一堂课，教师在授课前必须有周密的计划和充分的准备，并十分熟悉自己所讲的内容，真正做到是"讲"而不是"念稿"。教师还应有适当的应变能力，及时根据学生在课堂上的反馈调整自己的授课计划，运用多种授课技巧，充分发挥讲授法的作用，达到预期教学效果。

5. 思考与讨论　LBL 教学法实例——异常排尿的护理。

LBL 教学方案

1. 课程目标

（1）一般目标（教学的目的和要求）

1）掌握：尿失禁患者的护理措施、尿潴留的判断及尿潴留患者的护理。

2）熟悉：留置导尿患者的护理。

（2）具体行为目标

1）能分析引起尿潴留、尿失禁的原因,并制订具有针对性的护理措施。

2）能预测留置导尿管可能发生的问题,并制订相应的预防措施。

2. 课程内容

（1）尿失禁患者的护理。

（2）尿潴留患者的护理。

（3）留置导尿管患者的护理。

3. 学生分组讨论

（1）留置导尿管患者容易发生哪些问题。

（2）如何预防这些问题的发生。

（3）针对留置导尿管患者进行健康教育,应包括哪些内容。

讨论时间:10 分钟

小组代表发言及互相评价:10 分钟

老师归纳护理措施:20 分钟

4. 授课重点和难点

（1）重点:尿失禁患者的护理措施;尿潴留的判断及尿潴留患者的护理;留置导尿管患者的护理。

（2）难点:留置导尿管患者容易发生的问题及其预防手段。

情景 1:患者女性,正常分娩,产后 6 小时,主诉膀胱憋胀,但无法排尿。护士应如何帮助解决?

情景 2:患者男性,结肠癌手术,术后留置导尿管。针对留置导尿管这一情况应如何提供护理及健康宣教?

（三）案例教学法

1. 概念　以案例为基础的学习(case based learning,CBL)是由 PBL 教学法发展而来,是以引导学生探索问题、发现问题、解决问题和增强临床思维能力为目标,以学生为主体、教师为主导的教学方法,是理论与实践相结合的互动式教学模式。教师通过对具体案例的分析来启动教学,启发学生参与和思考,并引领整个教学过程。

在护理教学中,CBL 教学法是指在教学过程中引入典型病例,结合案例的具体情况学习该病种的发病机制、临床治疗方案以及护理措施,以疾病的护理措施为主线,引导学生对案例进行讨论分析,提出解决实际问题的方法和思路,创造性地将理论知识和实践相结合。

发展历史

CBL 起源与发展

1870 年,美国哈佛大学法学院院长 Langdell 首次将案例教学法(case based learning,CBL)运用于法律教学,开启 CBL 教学法在教学领域的先河。

1969 年,加拿大麦克马斯特大学的神经病学教授 Barrows 首次将 CBL 引入医学教育领域。

1980 年,中美两国政府合办了“中国工业科技管理大连培训中心”,美国教学团将 CBL 教学法首次介绍到中国。

1989年,北京医科大学与美国威斯康星大学合作,教授大卫·肯迪做了案例教学的专题讲座,详细地讲述了CBL教学法运用于医学教学的优势与具体的操作方法,开启了CBL教学法在我国医学教育界的发展。

1993年,中国医科大学护理系的解颖,第一次发表关于CBL教学法在基础护理学中的应用,至此我国护理教育工作者也踏上了CBL教学法在我国护理教育改革道路上的探索之路。

2. CBL在护理教学中的应用

(1)应用对象:CBL教学法自1979年引入我国以来,现已广泛应用于管理、统计、财会、建筑以及医学等学科的教学中,在护理专业的教学中也发挥了重要的作用。

(2)应用范围

1)护理课程教学:包括内科、外科、妇科、儿科及社区护理学等。国外还有高校将CBL应用于一些专业技能培训。

2)护理临床教学:①护理查房:护理查房前,选取与所需讨论和阐述的问题相关的真实临床案例作为查房的导入。在案例介绍后,组织学生开展讨论与分析,相互之间进行信息的交流互通,共同寻求解决该问题的方法。最后查房组织者可针对该查房过程进行点评反馈,该方法有效提升了护理查房的教学质量。②技能培训:与临床实践相结合,将CBL教学法运用到技能培训中。

3)与情景模拟教学法结合。

3. 总结 CBL教学法以其特有的优势,在法学、工商管理、工程学、药学等教学领域已获得认可。CBL教学法克服了理论学习和临床实践相割裂的不足,激发学生学习主动性和积极性的同时,还培养了学生的评判性思维和临床思维能力。在护理教育的发展过程中虽然还不太成熟,但是其成效已经逐渐凸显。如何将CBL教学法的优势发挥出来,让学生在校学习期间缩短与临床之间的差距,是护理教育工作者需要继续探讨的问题。

4. 思考与讨论

CBL教学法实例

CBL教学资料和病例内容

第一幕:患者女性,76岁,主诉发现左侧颈部包块3个月。

第二幕:查体:T 37℃,P 76次/min,R 22次/min,BP 121/76mmHg。

入院前3个月,患者无意中发现左侧颈部出现一包块,约"拇指头"大小,无压痛、无畏寒、发热,无流涕,声音无嘶哑,无呼吸困难,无患侧肢体水肿及颜面部水肿,院外未给予特殊治疗。

专科查体:颈软,气管居中,无颈静脉怒张,左侧甲状腺可扪及一包块,大小约2.5cm×2.0cm×2.0cm,质中,边界清,活动度可,无压痛,随吞咽上下活动,无声音嘶哑,周围皮肤无红肿。右侧甲状腺未扪及异常。

第三幕:实验室检查、医生诊断处理、患者反应及疾病的长期进展。

颈部CT示"左侧甲状腺低密度影,性质待查";

彩超提示"甲状腺右叶异常低回声,其内多发钙化点回声,右叶异常低回声";

超敏 C 反应蛋白:0.5mg/L,白细胞:4.31×10^9/L,红细胞 3.89×10^{12}/L,血红蛋白 127g/L,血小板 164×10^9/L,白蛋白 48.3g/L,球蛋白 25g/L,丙氨酸转氨酶 14U/L,天冬氨酸转氨酶 14U/L,葡萄糖 5.52mmol/L,尿素 6.2mmol/L,肌酐 57.4mmol/L,钾 4.17mmol/L,钠 139mmol/L,氯 108.4mmol/L,钙 2.71mmol/L,镁 0.64mmol/L,磷 1.75mmol/L。

初步诊断:左侧甲状腺包块性质待查:①甲状腺炎性包块? ②甲状腺瘤? ③甲状腺癌?

最后确诊:左侧甲状腺乳头状癌。

治疗经过:左侧甲状腺包块切除术,颈淋巴结清扫术。术后第一天颈部切口敷料干燥,左侧颈部引流管引出淡红色液体,量约37ml。患者血钙稍低,予以止血、抑酸、补液、纠正低钙等治疗。术后第二天,引流量为 20ml。术后第三天,引流量为 3ml。

提出问题:

(1)术前焦虑/恐惧:与颈部肿块性质不明、担心手术及预后相关。

(2)术后疼痛:与手术切口、体位改变、吞咽有关。

(3)清理呼吸道低效:与咽喉部及气管受刺激、分泌物增多及切口疼痛有关。

(4)舒适度改变:与术后被迫卧床有关。

点评反馈:

(1)加强沟通,告知患者甲状腺癌的有关知识,如手术方法、术后恢复过程及预后情况,遵医嘱适当应用镇静剂或安眠药物。告知术中体位,指导患者练习术后体位。

(2)指导患者取半卧位,正确保护伤口。避免颈部弯曲或过伸或快速的头部运动,以防气管压迫或引起伤口牵拉痛。

(3)避免引流管阻塞致颈部积血、形成血肿压迫气管。鼓励和协助患者进行深呼吸和有效咳嗽。

(4)术前每日练习术后卧位,术后取半坐卧位。定时协助更换卧位,保持皮肤清洁干燥,防止臀部长期受压形成压力性损伤。

(四)团队教学法

1. 概念 以团队为基础的学习(team-based learning,TBL),又称为团队导向学习,其形式是将学习对象分为多个团队小组,以自学、思考、讨论等方式学习并解决问题。

发展历史

团队教学法的发展历史

2002 年,美国俄克拉荷马大学 LarryK. Michaelsen 教授首次提出一种有助于促进学习者团队精神的新型教学模式,即以团队为基础的学习(team-based learning,TBL)。

2009 年,时任中山大学医学教育处处长的王庭槐教授,率先在我国引入了 TBL 教学模式。

2011 年,齐齐哈尔医学院开始在信息管理专业试点开展 TBL 教学。

2013 年,齐齐哈尔医学院已有 15 个专业正式实施 TBL 教学。

目前,中山大学中山医学院、四川大学华西医学中心、华中科技大学同济医学院、首都医科大学等40 余所医学院校的 210 余门课程中实施了 TBL 教学模式。

2. 团队教学法的应用过程

（1）设定教学目标，提出问题

1）确定教师队伍：在团队教学中，教师的作用为组织、促进及引导，因此要求核心教师要具备较高的职业素养及专业能力。明确核心授课老师，由核心授课老师负责协调整个讨论过程，通过设计讨论来实现讨论内容，同时，核心教师担任讲解、课堂活动协调者的角色，甚至参与到讨论组中一起讨论。

2）授课对象分组：团队教学法的核心组织形式为授课对象的小组讨论，因此，需要将授课对象分成2人以上、人数相同的小组，常见组成形式为每组4~6人，可由若干个这样的小组组成几十人甚至上百人的学习团队。小组分组原则应遵循组员差异互补原则，尽可能平衡各组实力，以便小组成员间互帮互助。此外，小组成员应责任明确，强化小组成员责任感。

3）确定教学目标以保证讨论效果，授课教师应根据整体教学计划，设定每章节的具体教学目标、教学内容、教学要点，将每章节的重、难点内容，以问题方式提出，课堂时间可进行测试、练习、反馈、评价等。

4）资料准备：授课教师应在课程开始前一周，为学生准备关于预习目的与要求的提纲和提供参考资料，以便学生阅读、提前查阅相关资料。同时，授课教师还需精心准备各单元的预习确认测验试题和在课堂教学中进行讨论的应用练习题，题目应遵循难易适中、紧扣教学目标的原则。

5）课前讨论：课前讨论的目的为熟悉课程要点、流程，可以是组内进行讨论，也可以是组间进行讨论。

（2）课堂学习，深入讨论问题

1）课程开始的10~15分钟内，可先进行一轮练习题测试，此阶段要求题目尽量简单，以考察学生对课前预习的效果。

2）分组讨论：课堂分组讨论期间，可使用应用练习试题，此阶段试题难度较大，需由小组讨论完成，大约持续时间为30分钟。试题完成后，可由每组的代表对讨论结果进行汇报，授课教师及其他组成员在此期间可进行提问及质疑，此阶段重点为对问题进行深入讨论分析。

3）教师的作用：在课堂学习阶段，授课教师的核心作用为组织及引导，即随着讨论的展开，授课教师应将本章节重点掌握及理解的教学内容贯穿其中，帮助学生进行知识点或技能的掌握。同时，还可将课前准备的测验试题进行检测，以确定课堂讨论效果，查漏补缺。

（3）分析总结

1）学生自身总结：课程结束后，授课教师应鼓励每位学生进行自我总结，包括课程参与、知识点掌握、沟通交流、团队合作，甚至自我感受等等，同时，也应鼓励组内及组间成员对其进行分析，使学生获得全面自我认知，以便后续课程更加顺利进行。

2）教师指导：在总结及分析环节，教师的主要作用为指导。首先，应对学生自我总结进行有针对性指导，包括技能方面、知识点掌握方面、心理建设等方面存在的具体问题。此外，教师还应对学生的他评进行评价，以使学生获得更加客观的自我认知。

（4）评价

1）学生对教学效果的评价：课程结束后，教师应组织学生围绕教学目标进行教学效果评价，此过程可采用填写问卷、技能考核、知识点考核等形式。

2）教师评价:除学生之间进行互评、教师对每位学生进行评价外,学生也应对教师进行评价,以达到互相学习、互相鼓励、互相成长的目的。

3. 团队教学法实施的注意事项

（1）教师应具备的素质

1）具备与时俱进的观念:长久以来,教学模式均为教师讲授,学生被动接受。因此,新的教学模式的出现,首先要求教师具备摒弃陈旧观念、接受新的教学方法的意识与能力。

2）强烈的责任心:教师在整个教学过程中的时间付出并不多,但是,教师在 TBL 教学中起着引领、指导的作用,即整个课程的核心应是教师在课前投入大量的时间和精力精心设计和安排的,因此,要求教师应有充分的责任感,通过研究教学大纲和学生的能力,设计一套适合学生的学习教案。

（2）学生充分的课前准备:TBL 教学法的主体是学生。充分的课前准备是保证课堂有效讨论的基础,因此要求学生也应更新观念,适应时代发展,接受新的学习方式。课前应按照教师的要求,进行充分的资料学习,及时发现、分析、解决问题,进行拓展性学习。

（3）丰富的学习资源:TBL 教学有赖于丰富的教学资源,如文献查阅是否方便、图书馆及网络等资源是否能充分满足教师及学生的需求等。如果不能提供充分的资源,势必会影响最终的学习效果。

（4）善于总结:TBL 教学法是适应教学发展需求而出现的一种全新的教学方式,因此,在使用 TBL 教学法进行教学的过程中,相关主管部门应做好评价及总结工作,在使用过程中,不断完善教师队伍及编写合适的教案,使 TBL 教学法的优势得到最大化体现。

4. 团队教学法在护理教学中的应用

（1）应用对象:护理教学中的应用主要对象为护生,包括护生在校教育及护生临床实习。

（2）应用范围

1）护理课程教学:目前,全球多地多所医学院校采用了 TBL 教学法,并在多门医学课程中采用 TBL 教学模式,且取得了成功。

2）护理临床教学:TBL 在护理临床教学中应用非常多,其中以急救技能培训、口腔、外科等需要实践操作能力较强的学科应用更广泛。

（五）以主题为基础的学习

1. 概念　以主题为基础的学习（subject-based learning,SBL）,是以培养学生综合学习能力为目的,将教学内容主题化,按照主题组织教学活动的模式。

发展历史

SBL 教学法的发展历史

主题式教学法（subject-based learning,SBL）是由 1931 年的"莫里逊单元教学法"发展而来。

20 世纪 80 年代,主题教学法由澳大利亚的 Bill Cle-land 和 Ruth Evans 共同探讨发展提出。兴起于北美外语教学界,也是目前在北美汉语教学中普遍被采用的并被验证为行之有效的一种教学方法。

20 世纪末,随着"核心知识课程"改革兴起,主题教学逐渐成为核心知识课程实施中的主要教学模式。

　　2006 年,我国学者袁顶国、朱德全阐释了主题式教学设计的内涵,探讨并总结了主题式教学模式的特征。

　　2013 年,王彬在《主题式汉语教学模式初探》中基于认知主义的相关理论,探讨主题式教学在汉语二语教学中的五个要素,提出主题式汉语教学模式的建构应遵循"双适应、双发展"原则。

　　2014 年,窦桂梅将主题式教学模式运用到小学语文教学中,分别从研究缘由、原则选取、实施过程和实施成效四个方面论述了主题式教学应用在小学语文教学中的可行性。

　　近几年,国内主题式教学模式使用开始逐渐丰富,包括护理管理、护理教学等方面。

　　2. SBL 教学法的类型　　见表 5-2。

表 5-2　SBL 教学法的类型

分类	特点
基于丰富资源的教学设计	主题式教学设计应通过有效问题展示教学主题,以此扩充教学信息量,扩充学习领域。为此,课堂教学设置的主题应当能确保教学内容的广度和深度。淡化教学形式,注重教学实质是这一基本理念的宗旨
基于项目研究学习的教学设计	教学主题不是由教师单方面设置的特定知识体系的载体,它应当是教师与学生双方面在探索与发现中形成的,它需要共同选择、组织材料信息,并从研究中共同得到发展。教学主题应当是具有拓展性与研究性的课题,也是能引发师生共同关注的话题
基于师生对话学习的教学设计	主题式教学设计强调师生围绕教学主题而互动,主张教学方式应由传统讲授法中教师"讲话"、学生"听话"的教学方式转换成师生或生生平等"对话"的教学方式
基于真实情景的教学设计	主题式教学设计强调理论知识与现实生活或真实世界的联系,关注抽象性与人类生存、社会发展密切相关的重大问题,使间接经验的学习由直接经验作支撑。具体地说,创设有效问题情境是遵从这一基本理念的具体体现
基于缄默知识学习的教学设计	教学既要关注可以言传的明显知识的学习,更要关注只能意会的缄默知识的学习,前者的容量远远少于后者,后者隐含于教学情境之中,教学的功用在于感染与浸润。这一基本理念是主题式教学设计思想的特殊性表现,它能引发学生"思维场"情境的生成,促成学生由"学会"向"乐学""会学"转化

　　3. 主题教学法的实施过程

　　(1) 主题的确立:包括主题内容、主题目标、主题形式、主题方法、主题评价、主题行为。

　　1) 主题内容:源于课程内容又高于课程内容,是对教学内容的高度凝练。是教师以既定的课程内容为原型,结合学生的最近发展和教师本人的教学经验进行课程再开发的结果。课前,教师可把教学主题告知学生,以便学生进行课前资料检索、查询、讨论等。课程开始后,主题内容的引入方式可以为多种,如图片、视频、案例介绍、广告新闻等等,引入方式要求最大程度激发学生的兴趣为宜。

　　2) 主题目标:源于课程目标且高于课程目标,是反映共性的一般教学目标与特定教学对象(学生)的学习需要相整合的结果。

3）主题形式：是学习特定主题内容达成主题目标的教学组织形式，根据每一主题教学的需要灵活决定，它可以是班级授课式、小组合作式或个别辅导式几种教学组织形式的组合。

4）主题方法：是完成特定主题内容的学习所选取的教学方法，这也要求根据每一主题教学的需要（特别是教师的教学风格与学生的学习风格）来灵活决定，它可以是讲授法、发现法或自学法，或是几种教学方法的联合应用。

5）主题评价：是围绕主题内容的基本特点及主题目标开发评价体系，具体运用哪一种评价手段、评价形式或评价方法均要随当前主题的内容及目标而定。

6）主题行为：包括教师的教学行为和学生的学习行为。从纵向时间序列形态（即教学过程）来看，一个教学主题的完成包括七个有序环节，即课程内容主题化、主题内容问题化、问题焦点互动解决化、知识运演结构化、能力迁移与知识活化。

（2）课堂活动：活动阶段主要是学生讨论、交流信息，对主题进行思考并发表看法和感受的过程，此阶段强调师生的互动性，教师应鼓励学生进行深入的讨论活动，层层深入、挖掘主题背后的知识，从而实现理论与实际的结合。根据主题内容不同，活动方式的选择也多种多样。除了简单的口头回答互动外，课堂上经常使用的形式有：小组讨论并派代表口头陈述或使用PPT演示、进行角色扮演、全体同学参与（一人一句话回答某个问题）等形式。还可以组织主题辩论赛，这个活动方式难度比较大，需要提前告知辩论题目让学生有所准备，可根据实际情况进行。

（3）反馈及评价：针对课前准备情况、对主题的认识、搜集处理和运用信息的能力，以及独立思考、分析判断能力、活动参与度等方方面面，应按照统一评分标准客观公正地评价打分，汇报者所得分数作为本组成员的形成性评价成绩，最后由任课教师点评总结。此阶段最重要的是体现客观、公正。

4. 主题教学法在护理领域的应用

（1）应用对象：在护理教学中主要集中在护理课程教学及护理临床教学。

（2）应用范围

1）护理课程教学：目前主要应用于对实践性较强的理论课程的有效开展，探索了一种新的方法。

2）护理临床教学：①新护士培训：使用SBL教学法对新护士进行岗位培训，能够显著提升护士的理论及操作成绩；②实习生培训：主题教学法能够以点带面，极大激发学生自主学习兴趣及能力，充分挖掘学生的自我探究能力，可进行理论知识、操作技能、人文知识等全方面训练。

5. 总结　主题式教学法是一种整体型教学。无论从跨学科知识构建，还是学习方法或者策略的构建角度，主题式教学方法都是一种有效的教学方法。主题式教学法所遵循的思维方式、知识框架、教学结构内容等，均符合现代教学方式下的思维。但就目前而言，在临床护理领域应用较少，应继续推广使用。

（六）模拟人教学法

1. 概念　医学教学模型是指充分行使医学模拟技术而创设出仿真临床模拟场景和模拟患者，代替真实患者进行临床教学和实践的教育方法。医学教学模拟人（医学教学模型）包括五个阶段或类型：基础人体解剖模型、人体局部功能性模型、计算机辅助模型、假造培训系统模型和心理驱动性模型（或全方位模拟系统模型）。

发展历史

模拟人教学法的发展历史

1968 年,美国 Barrow 首先提出医学教育中"模拟病人"(simulated patients,SP)的概念。

20 世纪 70 年代初期,亚利桑那州大学的儿科实习生指导员 Paula L. Stillman 通过模拟母亲回答医学生的问题来提高学生的交流能力。之后,加拿大、法国、德国等国家都不同程度地采用此方法进行医学教育,美国 125 所医学院有 111 所应用 SP 作为教学和评估方法,其中 53 所医学院有专人负责 SP 项目。

1991 年,Paula L. Stillman 把 SP 技术引入中国。浙江医科大学、华西医科大学和九江医学专科学校率先在我国使用中端设备进行临床护理模拟教育。

20 世纪 90 年代,第一款具有"生理驱动功能"的模拟人(human patients simulator,HPS)诞生,正式拉开了医学模拟技术高速发展的序幕。

1997 年之前,各大院校、教学医院均使用低端或中端模拟人。

1997 年以后,国际上陆续有学者使用智能化水平相对较高的生理驱动型高仿真模拟人(HPS)进行教学,通过在心肺复苏、静脉给药、心包穿刺、输血输液、气管插管、麻醉、各种生命支持设备的运用等医疗手段将 HPS 救活,考核学员操作技能、现场处置能力、团队配合意识。

2004 年,在我国,首都医科大学是亚洲最早引进 HPS 的医院院校。

2. 模拟人分类　见表 5-3。

表 5-3　模拟人分类

分类	特点
局部功能模型	可以降低医学生掌握人体器官功能的难度,学生可以在没有任何外界压力的情况下,全神贯注地针对局部模型反复进行技能练习。局部功能性模型中,一部分用来模仿演示人体结构,还有一部分通过力学和其他方式来介绍人体生物学观念
物理假人	由仿生材料制成,最大的优点是可以解决临床医学教学中反复的体格检查及有创操作对患者带来的伤害
电子仿真假人	电子仿真人体模型也不断地更新换代,力图尽量真实模拟人体在各种情况下的反应。电子仿真模型人能够实时自动模拟出真实人体的各种症状、体征和对各种操作的反应,创造了一个全功能的临床模拟教学环境,提供给学生全新的实践体验

这些基于智能模拟技术的仿真人不仅外形逼真,还具有基本和高级生命支持的高级模拟系统,可以模拟出大部分生命体征。也可以模拟癫痫发作和细微的手部动作。学生可以通过观察模拟人或其佩戴的监护仪来辨认这些表征。监护仪还可以显示模拟患者的心电图、X 线片、检验结果和病史等。其特有的无线射频识别技术(radio frequency identification,RFID)可以自行辨认药物和气道装置,主动测量药物和静脉注射的剂量和浓度。导师通过计算机控制整个培训过程,也可以模拟患者和学生之间的对话,创设更贴近临床实际工作的场景。目前最具代表性的产品是美国医学教育科技公司(METI)旗下的超级综合模拟人(HPS)、智能综合模拟人(ISTAN)、高级综合模拟人(ECS)以及挪威公司生产的 Simman 综合实验模拟人。

3. 模拟教学的实施　见表5-4。

表 5-4　高端模拟教学的实施过程

项目	内容	参与人员
成立教学小组	确定教学团队	教师、实验员、技术员
教学设计	分析模型特点 明确教学资料 设计教学案例 撰写故事脚本	教研团队
构建教学场景	硬件实施准备: 护理操作用物 教室设施 软件程序制订 依据教案编写的电脑程序	实验员、技术员
模拟教学演练	教学团队反复排练教学过程 阅读教学案例	教师、实验员、技术员
熟悉教学案例	预测疾病进程	学生

4. 模拟人教学的优势

(1) 显著提升学生的专业知识及专业技能:模拟人教学可以让护理专业学生置身于真实或仿真的情境中,来获得更直观、更真实的实践技能。模拟人的特性使得学生能够获得和临床一致的病例资料,同时又可以避免学生面对临床患者学习过程中产生的恐惧、焦虑,以及避免患者不配合、临床操作机会少等情况的发生。模拟人打破了伦理束缚,出于人道主义考虑,许多侵入性操作如:吸痰、鼻饲、输液等,学生可针对一种操作进行反复练习、实践,因此,从根本上提高了护理专业学生理论知识及实践技能。

(2) 有效提升护理综合技能:模拟人在教学中的应用可以使学生获得更直观、更真实的实践技能,缩短临床适应期,有助于学生整体护理观念的形成,促进了基础教育和临床实习教育的相互渗透。经临床教学实践证实,模拟人教学对提高护生的临床思维能力成效显著,经过模拟人培训的护生能够及时、准确地观察到患者细微的病情变化,并能够用恰当的医学语言进行描述和记录;当面对患者时能够相对自信镇定,能够针对患者的具体情况将所学的知识灵活地运用到患者的护理过程中。这是学生综合能力提升的主要体现。

(3) 有利于提升学习的积极性、主动性:模拟人模拟的是临床患者真实场景,因此,没有统一的护理操作流程及专业知识框架,学生需要科学地运用护理程序并利用已有的知识,调动自身的积极性,主动地、创造性地为"患者"提供护理服务,充分体现了以学生为主体的教学理念。此外,在技术人员的配合下,仿真模拟人表现出一些"生理反应":如疼痛时的喊叫、回答学生提出的问题时心率加快等,真实再现了临床情景,大大地提高了学生的学习兴趣。成功抢救"患者"的经历可以为学生带来成就感和自信心,并为将来的临床工作做好准备。

5. 模拟人在护理领域中的应用

(1) 应用对象:目前,我国模拟人教学应用广泛,开展范围按照教学对象可以分为本科生、高职学生教学和在职护士培训等。

(2) 应用范围:按照教学内容可以分为内科、外科、妇产科、儿科、基础护理、急救护理、灾害护理等多个学科。在各大院校及护理临床实践中,均有较多应用,但侧重方向多为护理实验性教学。

1）护理实验性教学：随着我国医学院校护理专业招生规模的扩大以及患者法律维权意识的提升，护理学生在患者身上进行临床技能操作的机会越来越少。传统的实验性教学通常采用教师讲解+视频观看等方式，学生的实践过程通常依赖临床实习来完成。因此，护理教学存在着需求多、机会少的矛盾。随着模拟人的出现，使得学生在学习的同时便具备了实践的客观条件，有效提升了学生短时间内将理论转化成实践的能力，且在练习的过程中，学生有机会仔细观察、深入思考、反复练习，大大提高了实验性教学的教学效率与学生的综合能力。

2）评价及考核：模拟人，因其特殊的材质及设计，具备对学生进行如基础护理、心电图的判断、气道管理、重症监护等技能考核的功能，可全程记录、打印、分析和评估，对学生的操作技能作出客观公正的评价。但就目前而言，在护理教学中应用较少，并无标准的实施教案可供参考。目前的评价及考核方式多为自行设计的理论或操作标准试卷，在评价模拟教学的成效方面，目前还没有很好的评价工具。

6. 模拟人在护理教学中的局限性

（1）人文性不足：模拟人，可以在很大程度上模拟患者异常生命体征、疼痛等，但对患者的心理层面却不能触及。因此，模拟人虽具有很多优势，但不能取代临床教学。

（2）条件要求高：模拟人，价格昂贵，且在使用过程中需要专业人员进行设备调试，平时也需要对模拟人进行维护；此外，因目前并无现成的案例可供参考，所以需要教师进行创新，需要教师付出大量的时间与精力，这对教师提出了非常高的要求。

（3）评价手段欠缺：针对模拟人在护理教学中的应用效果，国内目前更多采用的是量性研究，常用的是问卷调查法，但大多数问卷为教师自行设计，仅有部分问卷进行过信效度检测及专家函询，因此使用质量无法评估。相对于国内，国外有部分量表已被广泛应用，发展相对成熟，可供国内翻译并使用。

7. 总结　模拟人教学在国内外护理教学中应用非常广泛。因其对学生临床理论、操作技能以及综合素质的提高的显著效果，而被广泛认可。但在使用过程当中存在的如设备昂贵、对教师及学生要求高、评价手段不足等缺点，使得模拟人教学并不能完全取代临床实习。因此，在临床教学当中，教师应根据不同教学法的优势与不足，进行有选择的综合应用。

（七）"标准化病人"教学

1. 概念　标准化病人（standardized patients，简称 SP）又称为模拟病人（simulate patients）指经过标准化、系统化培训后，能恒定、逼真地复制真实临床情景的正常人或患者。

2. 标准化病人的培训

（1）医学知识储备

1）医学基础知识培训：包括解剖学、诊断学和生理学。

2）专业术语和口语的区分：建议 SP 不要使用专业术语，应尽量接近口语。

3）常见体征的表述：比如发热（体温高），腹痛（肚子疼），腹泻（拉肚子）。

4）常见体征的模拟：如腹痛——捂肚子（注意不同的部位及姿势）；咳嗽——咳嗽时借用手、手纸、手绢的配合。

（2）表演

1）表演能力的训练：包括语言、动作、道具、表情和情绪的表达。

2）实现"演员"到"患者"的转变：应该牢记脚本、考点，反复练习、细心揣摩，做到神形兼备。

（3）评估内容和技巧

1）从患者的角度进行评估。

2）以评论者身份进行点评。

3）不要对医疗问题进行评估。

4）预设关键点。

5）使用"三明治"的评估技巧。

6）准备评语库。

3. 标准化病人在护理领域中的应用

（1）应用对象：目前 SP 在护理学教学中的应用对象主要为在校护生和不同层次护士的护理教学和考核。

（2）应用范围

1）护理课程教学：包括基础护理学、内科护理学、急救护理学、精神科护理学等课程。应用于课程中的一些专业技能培训。

2）护理临床教学

①岗前培训。

②在职培训：在职培训中，采用 SP 的形式对护士集中辅导，提高了护士对护理评估的重视程度，同时，促进评估质量的持续提高。包括护理查房、技能培训。

③护理考核。

④与其他教学法结合应用于临床教学中将临床护理情景模拟案例教学及标准化病人护理教学相结合。

4. 总结　SP 教学模式已在其发展的几十年里经受了时间的考验，并被世界各地医学教育者不断完善和丰富。在医学教学和考试评估中发挥着越来越重要的作用。然而，我国对 SP 的应用和研究有待完善，SP 规范化培训、考核、认证及未来职业化将是医学教育发展中的必经之路。国外 SP 的应用经验也未必适用于我国，需结合我国国情探索出适合国内医学教育环境的 SP 模式。

5. 思考与讨论　SP 应用实例——患者拒绝低年资护士进行静脉穿刺的沟通。

标准化病人资料与剧情内容

SP 资料：张某，女性，65 岁，高中文化，社会背景良好，退休，已婚，育有 1 子，身高 165cm，体重 45kg。生活习惯：喜欢安静，睡眠较差，焦虑症 10 年，因重症急性胰腺炎入住 ICU，需禁食，为保证营养，需要进行静脉输液。

情境描述：新护士携输液用物至患者床旁，核对医嘱及患者信息，准备行静脉穿刺。

标准化病人："小姑娘看起来很年轻啊，你是新护士吗？我啊，这几天都没吃饭，血管不太好，昨天你们这儿一个高年资护士还找了好半天呢……我吧，还比较怕疼，要不你帮我找一个经验丰富，技术好的护士来扎吧，谢谢啊！"

思考与讨论：随着人们对医疗服务质量要求的提高，自我保护意识的增强，工作中，低年资护士常会因为经验不足、年资低等原因被拒绝进行操作，面对这种情况，新护士应该如何沟通呢？

被考核者反应：

（1）护士热情问候，解释用药目的。

（2）向患者表达自己训练有素、技术熟练，并已认真评估血管，有信心完成此操作，征得患者同意。

（3）评估血管条件。

（4）协助患者取舒适体位，做好输液准备。

（5）如穿刺过程中有问题，适时寻求帮助，防治莽撞操作给患者带来的伤害。

（6）若穿刺失败，停止操作，真诚道歉，寻求帮助。

举例-新护士："张阿姨您好（热情问候），您别看我年轻，我们也是经过全面培训的。我可是扎针小能手呢，昨天隔壁屋的王大爷还是我一针扎上的呢（微笑，使用肢体语言，安抚患者），要不您先让我看看您的血管情况吧（眼神真诚且坚定有信心，征得患者同意）……"

考核要点：

（1）静脉输液操作是否规范。

（2）能否正确调节自身情绪，有效沟通，避免冲突。

（3）能否适时寻求帮助，不强行操作。

SP反馈与评价要点：

（1）在为患者进行血管评估时，在语言和操作手法上是否体现出对患者的关爱和尊重。

（2）回答患者疑问时是否考虑到患者的感受。

（3）在告知患者输液准备、用药目的时，能否进行有效沟通，避免使用医学术语。

（八）客观结构化临床考试

1. **概念**　客观结构化临床考试（objective structured clinical examination，OSCE）又称临床多站式考试（multiple-station clinical examination）是一种以客观的方式评估医学生和住院医师临床能力的考核方法，即在模拟临床场景下，使用模型、标准化病人（standardized patients，SP）甚至真实患者来测试医学生的临床能力。

2. **客观结构化临床考试与护理**　在护理相关的培训与考核中，站点数量为4~13个不等，考核内容包括护理问诊、护理问题评估、体格检查、护理记录、健康教育和基础护理操作。在针对不同专科的护士进行考核时，还应加入专科性内容的站点。

3. **客观结构化临床考试等级评分样表**

（1）资料收集：用于评估被考核者向患者收集资料的能力，包括门诊的问题类型、组织安排、资料的引证核实和小结（表5-5）。

表5-5　资料收集综合表现评分标准

5分（最好）	3分（一般）	1分（最差）
①组织安排合理，提问目的明确，重点突出，能按顺序提问	①组织安排一般，提问时有遗漏，然后再重新追问	①组织安排不合理，提出问题不明确或重复提问
②问题清楚：由一般问题开始或直接提问，使患者对问题十分清楚。引证核实资料时提问具体明确	②部分问题欠清楚：有时用了诱导性提问、暗示性提问或连续性提问	②问题不清楚，难于回答，未能引证核实资料
③小结：应用小结技巧	③小结：欠佳或没有小结	

（2）沟通交流：用于评估被考核者向患者提供信息的能力，包括问诊进度、提供信息清楚、举止友善、赞扬与鼓励、避免医学术语（表5-6）。

表5-6 沟通交流综合表现评分标准

5分（最好）	3分（一般）	1分（最差）
①检查者做出令患者满意的答复，了解患者想要提出的问题，并提供足够的信息。 ②语言通俗易懂，避免医学术语或行话。 ③检查者主动鼓励患者，获得更多信息。 ④肢体语言正确，如适当的视线接触。 ⑤不打断患者，适当利用停顿技巧，适当使用"继续讲"等鼓励性回应	①检查者能给患者一些信息，但不明确患者想要问的问题或不能确定患者是否理解其意思。 ②谈话中有时出现专业术语或行话。 ③不能抓住时机及时鼓励患者。 ④有时打断患者，有较长而尴尬的停顿	①检查者忽视患者真正的需要和对信息的需求。 ②谈话中多次出现专业用语或行话。 ③检查者不给患者提问的机会。 ④出现不适当的肢体语言，如用笔频繁敲击桌面

（3）医患关系：用于评估被考核者建立良好医患关系的能力，仪表、举止，尊重患者，具有同情心和建立良好医患关系的能力。如耐心倾听、相互提问、赞扬关心、举止友善、尊重患者（表5-7）。

表5-7 医患关系综合表现评分标准

5分（最好）	3分（一般）	1分（最差）
①检查者穿着整洁的工作服 ②尊重患者，态度认真，关心同情患者，使患者感到舒服 ③建立了良好的医患关系	①工作服不够整洁 ②不够尊重患者，无明显的同情心，不能时时使患者感到舒适	①衣着脏乱 ②言行使患者感到不舒服，不尊重患者

（4）查体：见表5-8。

表5-8 重点体格检查综合表现评分标准

	5分（最好）	3分（一般）	1分（最差）
体格检查系统性与规范化	系统性强，从头到足有条不紊，查体认真细致，重点突出，基本按列出的条目顺序进行。遵循查体顺序	能注意到系统性，照顾全身，次序可能有颠倒，主要列举条目顺序正确	系统性不强，只注意局部不顾及全身
重点器官系统检查查体技巧	重点查体安排有序、详尽完整，视、触、叩、听方法规范正确，熟练，节奏适度，与患者有一定交流，注意患者的反应	重点查体基本按顺序进行，无明显遗漏，手法基本正确，注意与患者交流，未造成患者不适	重点查体粗糙，有重大遗漏，手法欠规范，不注意患者的交流与反应，引起患者不适

4. 思考与讨论 医院将对应届毕业生进行入院能力考核，参照临床医学专业对临床能力构成的界定，结合护理学科特色和护理的专业特点，包括三个层次（基本能力、实践能力、拓展能力）10项要素（沟通交流能力、自主学习能力、合作能力、护理评估能力、健康教育能

力、分析决策能力、技术操作能力、临床教学能力、临床管理能力、临床科研能力）。考站由 4 个考点组成，每站侧重考核不同能力，满分 100 分。各站均设有相应的评分标准。4 个站中 2 站为标准化病人（SP）考站，2 站为非标准化（SP）考站。具体设计见表 5-9。

表 5-9　OSCE 考站设置

考站	考试项目	考站概况	主要测试能力	分值/分	考试时间/min	考试设备	考试方法
护理评估站	病史采集 体格检查	设置常见临床病例和相应的 SP。考生随机抽取一病例 根据病例对标准化病人进行问诊和体格检查。每一病例后附有相应的问诊及体格检查内容评分条目	护理评估能力 沟通交流能力	25 5	20	SP、病例	口试、操作
健康教育站	健康教育	设置典型临床病例和相应的 SP。考生随机抽取一病例：评估患者的学习需求和学习能力 采用合适方法进行教育活动，每一病例后附有相应的评分标准	护理评估能力 健康教育能力 沟通交流能力	3 15 5	20	SP、病例	口试
病例分析站	病例分析	对抽取的病例进行分析，作出护理诊断 制订护理计划，同时完成相应情景分析	分析决策能力	18	20	试题卡	笔试
技能操作站	技能操作	按照抽取的考题进行问题回答，并完成相关操作，每一考题后附有相应的评分标准	护理评估能力 分析决策能力 技术操作能力 沟通交流能力	2 2 20 5	20	教学模型、病例	操作
	合计			100	80		

二、护理教学的基本技能

（一）多媒体技术的技巧与应用

1. 概念　多媒体教学是指按照教学目标及教学对象的特点，通过教学设计，合理选择和运用多媒体技术，将符号、语言、文字、图像、声音、影像等多种信息，进行有机的结合后进行教学，以达到教学效果最优化的一种教学形式。

2. 多媒体技术在临床护理领域应用的优势

（1）充分调动了护生的学习兴趣和求知欲望：集图、文、声、像为一体的多媒体并附加动画等特殊显示手法,将教学内容赋予生动形象、直观的效果,使护生的多种感官得到刺激,调动了学习潜能,激发了学习兴趣,提高了学习热情,利于护生对各种知识的理解和记忆。

(2) 提高了学习效率:传统的实习带教是老师结合临床病例进行讲解或操作演示,护生被动地看、听,使护生感到单调、枯燥,思想常开小差,学习效果不理想。利用多媒体动静结合、有声有情的方式带教,有效地吸引护生的注意力,并且老师对所授重点内容进行现场提问,有效集中护生的注意力,护生对未能理解的内容和环节大胆地向老师提问,从而充分激发了护生的观察能力和思维潜力,开拓了思维空间,提高了学习效果。

(3) 提高了临床带教老师的综合素质:利用多媒体辅助教学,不仅要求临床带教老师具有扎实的护理专业知识、一定的授课技巧,而且要求老师掌握一定的现代教育理论、方法和手段,能够适应、熟悉和运用多媒体教学系统,使其产生了进一步深层次学习计算机多媒体知识的紧迫感和危机感,积极撰写多媒体演示稿,参与多媒体制作,不断提高计算机操作水平。

(4) 多媒体临床教学需要不断探索和完善:多媒体辅助教学具有全面性、交互性、多样性、客观性和时效性等特点,但作为一种教学手段,如何使之取得最佳效果,需要不断探索。由于多媒体在护理界起步较晚,在护理领域难以找到专业制作人员,因此,迫切需要培养既懂护理专业知识又懂多媒体制作的复合人才,根据临床教学的需要,不断充实和完善多媒体课件内容,在教学实践中最大限度地发挥其功能。

3. 多媒体技术在临床护理领域的技巧

(1) 因材施教,灵活组织选择多媒体:多媒体在课堂教学中的应用,能有效弥补传统媒体的诸多不足,如抽象知识及人类肉眼不能接触到的微观世界的讲解中,就能使教学内容更形象、更逼真地展现出来。当前很多学校已开放了声像阅览室,甚至在 Internet 上共享了多媒体教学资源,为学生提供了更多的学习机会。一方面给学生在课堂上不易正确理解的问题提供了更好的解决途径,同时,大量资源的开放,也为丰富学生的知识提供了保障,学生可以按照自己的兴趣爱好在课下进行更为广泛的深入学习,这种灵活组织的方式真正达到了因材施教的目的。

(2) 开放教学,将多媒体与网络连接:多媒体教学要发挥更大的功能效益,开发网络教学是 21 世纪的主题。远程教学与广播电视大学有着本质的区别,该种多媒体教学新形式,是利用在线式或离线的信息交流方式达到学生与教师面对面交流的效果。就当前的社会形势而言,多媒体教学的应用中,相比较智能化教材,网络教学因其高覆盖性、学习多元性、高效性、多向性、反馈性等特点而更受欢迎。其应用价值不可估量。此外,教师也可以在多媒体教学中转变课堂主体和各自扮演的角色,改由学生自主查阅资料、独立学习,由教师来提供相应的指导,这样一方面能够培养学生的合作精神,另一方面也能加强学生对知识的记忆牢固度,增进师生沟通和感情交互。

(3) 推行微课教学模式,践行课改新标杆:微课,是一种较为新型的教学教研形式,不少教师在多媒体教学中还没有接触过这种教研活动。一个完整的微课有几大要素:首先必须是以视频形式出现,PPT 要简洁大方,通俗易懂,声音要清晰响亮;其次主题要明确(即微课名称必须有相应的知识点和适用对象)、片头有信息、正文有逻辑、片尾有引导作用的特征;最后就是课件容量越小越好,时长为 5~8 分钟,最长不超过 10 分钟。微课还有一个重要元素是声音,必须响亮、清晰、活泼,教师在制作讲解中一定要注意:第一,选题要根据学生的学习情况和易出错问题,用典型案例法来深入浅出的讲授知识点;第二,视频的制作要图文并茂,动静相宜,字体字号及颜色搭配要有层次感和美感,文字宜少用;第三,语言活泼不古板,充满节奏感,少用书面语,用"你"而不是"你们"这种群授的词汇,这样能给人一种被重视的感觉。也就是说,在多媒体教学中引入微课新方法,将使多媒体辅助教学在导入新课程时更简洁鲜明,对快速培养学生的学习兴趣、帮助学生在最短时间内掌握教学难点和重点、培养学生的听说读写综合能力和整体素质的提高等方面,都将有极大的帮助。

未来多媒体教学将不再只适用于课堂教学活动,学生获取知识的途径也将变得多样,教师在利用现代多媒体教学的过程中,更应尊重学生的个性特点,因材施教。

(二) 教育心理学在临床带教中的应用

1. 概念　教育心理学(educational psychology)是研究在教育情境下人类的学习、教育干预的效果、教学心理,以及学校组织的社会心理学。教育心理学的重点是把心理学的理论或研究所得应用在教育上。教育心理学可应用于设计课程、改良教学方法、推动学习动机以及帮助学生面对成长过程中所遇上的各项困难和挑战。

2. 教育心理学在临床带教中的应用

(1) 运用"学习动机"理论培养、激发学生学习兴趣:认知的兴趣是学习动机的一个重要成分,是推动学生学习的内在驱动力。具有认知兴趣和欲望强烈的人,在学习中常常会废寝忘食,忘记疲劳,一个人去发奋学习,达到预期的效果。教育实践也证明了学习兴趣对学生学习的重要作用。因此,教师要使学生获得好的学习效果,就应千方百计地激发和培养他们的学习兴趣。教育心理学认为人的活动总是由一定的动机引起的,学生进行学习也是为一定的学习动机所支配,培养良好的学习动机是培植学生进行学习的内部动力。通过学习目的的教育启发学生的学习自觉性,培养学生的认识兴趣,提高其学习的主动性。

在临床教学中可以采取以下方法:一个病例,教师分析了一部分或大部分内容,其余的让学生根据临床思维惯性继续去分析、推理;一个原因不明的诊断,教师给出一定条件,提出一定的问题,要学生设想一种或多种可能确诊的方案;一个治疗方案,提出一定的要求,要学生根据患者的实际情况去更改、组合、归纳。又如,一个疑难病症,其最后结论怎么样?可组织讨论,让学生提出多种临床设想,以多种方式激发学生对疾病进行分析、推理的学习兴趣。

(2) 运用"智育心理理论"增强学生学习的效果:在教学中特别强调基本概念一定要清楚,基本手法一定要准确。以往学生反映内容枯燥,难于记忆。记忆过程中一个重要的环节就是保持。保持是人的知识、经验在头脑中的储存过程,是知识积累的过程。如果一个学生不能及时保持、巩固所学的知识,不能把所学的知识储存在头脑中,就不可能对知识加以分析和概括,更谈不上知识的迁移和应用了。为了巩固学生的知识,教师可以采用以下方法。

把知识条理化、系统化、网格化,也可以把知识形象化,例如:慢性肺心病并发症:"肺脑酸碱心失常,休克出血 DIC"。控制支气管哮喘急性发作的治疗方法"两碱激素色甘酸,肾上抗钙酮替芬"。"两碱"——茶碱类药物、抗胆碱能类药物;"激素"——肾上腺糖皮质激素;"色甘酸"——色甘酸二钠;"肾上"——拟肾上腺素药物;"抗钙"——钙拮抗剂;"酮替芬"——酮替芬。与慢性肺心病相鉴别的疾病,简称:"冠丰园":"冠"——冠心病;"丰"——风湿性心瓣膜病;"园"——原发性心肌病。

在护理实践过程中,实习医院带教老师应不断加强教育模式的动态调整,不断创新教育模式、更新教学内容,以灵活多变的学习和训练方式增强高护生的适应性。在教学中就某个问题多地点、多指向、多角度地讲解和启发学生去思考,通过采用多种教学方法,不断培养护生的创新心理素质。

（三）沟通与交流在临床带教中的应用

1. 概念 临床沟通能力（communication and communication skills）是通过临床沟通活动达到预期目标或者满足沟通者需要的一种心理特质，是决定患者满意度、依从性及康复的关键因素。培养护士与患者进行有效沟通、构建和谐护患关系的能力，是提高护士临床学习效果和医疗服务质量的根本保证，也是全面培养新型医学人才的一个重要方面。

2. 沟通与交流在临床教学中的运用

（1）构建和谐轻松的教学环境：临床教学过程应该是临床教师和学生或临床护士两个主体构成的，和谐的关系是一切教学的前提。尤其是护生，刚刚步入临床，随着角色的互换，陌生的环境和不熟悉的人际关系及未知的社会环境都会让学生不知所措。临床老师应该以热情真诚的态度对待护生并帮助其顺利完成角色的转换。

（2）语言交流：临床带教老师应熟记每一位护生的名字，以"某某同学"相称，充分体现对护生的尊重，日常交流宜用鼓励性、表扬性和商量性语言。

（3）非语言交流：包括手势、肢体语言、面部表情、眼神、身体接触等形式，临床带教老师应重视非语言交流，以自身的真诚和热情带动和感染护，以增加护生的亲切感和信任感。

（4）树立良好的专业形象：临床带教老师的性格直接影响护生的行为和态度，优秀的临床带教老师，必定会对护生有着积极的影响，所以提高临床带教老师的素质非常重要。可将传统单项考核模式老师考核学生的改变为互动考核模式，即老师考核护生，护生考核老师。

第二节 临床教学目标及教学计划的制订

一、临床教学目标的制订

（一）临床护理教学目标的制订应有以下几个特点

1. 具体化 对于不同层次的护理人员采取分层次、分项目及分阶段的教学管理。

2. 标准化 为充分体现护士的专业特点，培养临床需要的护士，在基本理论、临床操作技能等方面对不同层次、不同科室的护士应该设立统一的要求和考核标准。

3. 规范化 各科室应成立临床教学指导小组，主要是由临床教学经验丰富的临床老师组成，根据不同科室的专业特点，进行临床教学目标的制订、审核、落实、考核及评价。

4. 科学化 针对不同层次护士教学要求，建立医院、科室不同层面的临床教学管理体系，科学整合、利用医院的资源，充分提高护理教学质量与内容；针对各种护理人员采取灵活多样的教学活动及组织形式。同时，将教学目标细化量化，以实现临床对不同阶段、层次护理人员的需要，也可以实现学习过程的全程指导及细节指导（图5-1）。

目前，北京协和医院作为全国多所重点护理院校的临床教学基地和中华护理学会等机构认证的多个专科护士培训基地，临床护理教学受众主要是实

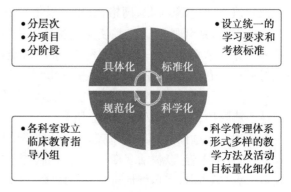

图5-1 临床教学目标的特点

习生和见习生、新护士、在职护士、进修护士、专科护士,对不同教学对象的教学目标要求不同。

(二) 实习生和见习生教学目标

1. 通过学习,实习生和见习生能够把所学的理论知识运用到临床工作中,提高理论联系实际、独立分析问题、解决问题的能力。

2. 熟悉掌握与护理相关的新知识、新技术。

3. 运用护理程序为内、外、妇、儿科患者提供安全、有效的整体护理,满足患者的需要。

4. 在临床教学老师的指导下为患者进行健康教育,能在病房独立组织并能为常见病患者作健康教育。

5. 协助或参与病房内的一项护理科研工作。

(三) 新护士教学目标

1. 巩固专业思想,严格素质要求,加强护士素质培养。

2. 与临床实践相结合,抓好"三基"训练。

3. 明确临床护理工作程序及小组护士工作职责。

4. 学习专科护理理论和技能。

5. 学习为患者做健康教育并实施整体护理。

(四) 在职护士(不同职称)的教学目标,以护士、护师及主管护师为主要参考对象

在职护士的教学目标见表 5-10。

表 5-10　在职护士教学目标

在职护士职称	教学目标
护士	1. 熟练掌握基础知识和技能的基础上,学习和熟练掌握专科护理知识和技能 2. 学习和熟练掌握抢救技术和药物相关知识 3. 学习专业外语(常用医学术语、日常对话、专科常用药物的英文名称等) 4. 学习病房临床教学工作和护理科研设计 5. 逐步达到护师的水平
护师	1. 参与危重患者护理中主要问题的研究 2. 熟练掌握抢救知识和技能及组织抢救的能力 3. 提高教学、管理、科研的综合能力 4. 逐步达到主管护师的水平
主管护师	1. 具有护理专科、护理教学、护理管理的专项特长 2. 能及时总结工作经验,承担病房或学校的教学工作 3. 开展护理科研 4. 逐步达到副主任护师的水平
副主任护师或 主任护师	1. 具有良好的职业心理素质、高尚的护理职业道德、慎独、敬业精神 2. 具有坚实的基础医学理论并精通专科护理理论及技术,掌握专科疑难杂症的救治原则及护理进展,能解决护士、护师及主管护师业务上的疑难问题,指导危重、疑难患者护理计划的制订与实施,不断更新知识,能在管理、教学、科研中发挥骨干作用 3. 掌握护理质量控制标准、护理风险控制措施 4. 具有课堂教学、编写教材及临床带教能力,能组织本科各病房护理会诊、护理查房及参加全院性会诊 5. 能发表核心期刊的论文

（五）进修护士教学目标

1. 培养良好的护士素质,遵守院规及劳动纪律,仪表整洁大方。

2. 能够独立完成主管、药疗、治疗、小组及夜班工作。

3. 基础护理操作达到良好水平。

4. 了解进修专科常见病的护理常规及操作技能。

5. 能胜任急诊、危重患者的抢救工作。

（六）专科护士教学目标

专科护士是临床护理等队伍中一支重要的力量,是提高患者生存质量,带动专科水平的中坚护理力量,其教学目标与进修护士不同的是要有专科特点,有多科横向、专科纵向的发展,专科护理目标重点体现在以下几个方面(图5-2)。

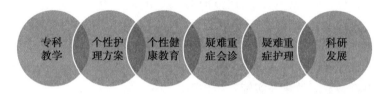

图 5-2　专科护士教学目标

二、临床教学计划的制订

1. 制订分层次教学计划　为使不同层次的护理人员更好地进入临床学习,制订分层次临床学习计划,完善多层次护理临床实践,可以更好地促进临床工作进展及护理质量的提高。

2. 根据临床专科特点及培养专科人才的需要,需制订符合专科特点、适合临床需要的临床教学计划。在临床教学中,也应该根据不同层次的护理人员的薄弱环节制订因人而异的个体带教计划,这样有利于发掘个体的潜能、弥补不足,增加其信心。

3. 制订细化量化、循序渐进的教学计划　制订教学计划是应该将教学进度以每日为单位,每个项目均有详细的要求,并制订相应的考核标准,以促进教学目标的高效完成。

根据不同的教学对象,教学计划如下:

（1）实习护生教学计划

1）独立完成各项基础护理操作及所规定的专科护理操作。

2）运用护理程序为患者提供整体护理,包括能够较熟练地为患者进行身体评估;书写1~2份护理病历(实习一个月以上的病房);在教学老师的指导下,独立为患者解释并实施护理措施。

3）在教学老师的指导下,为患者组织1次集体健康教育或组织一次患者座谈会。

4）在内科或外科病房为全体护士做一次专科知识的小讲课。

5）在教学老师的指导下,做1~2例危重患者交班。

6）在临床教学老师的指导下进行护理科研训练,实习结束时初步完成开题报告。

7）毕业之前完成一份护理科研课题的研究练习。

（2）新护士教学计划

1）新护士入职后,接受护理部组织的入院教育和护士行为规范。

2）护士长结合每一位护士的情况，制订具体的培养计划。

3）工作以小组护士为主，适当安排药疗、治疗工作，熟练掌握基础护理的知识和技能。

4）参加病房内、科内、院内的业务学习。

5）一年内完成4份护理病历。

6）护士长每季度考核抽查护士素质、护理知识和技能。

（3）在职护士教学计划

在职护士教学计划见表5-11。

表5-11　在职护士教学计划

在职护士职称	教学计划安排
护士： 毕业2~3年	1. 工作以临床小组为主，适当安排药疗、治疗工作，熟练掌握各岗位工作程序和工作职责 2. 积极参加病房内、科内、院内的业务学习，完成每年继续教育学分。侧重专科疾病的护理知识和技能，适当参加病房内小讲课和患者健康教育工作 3. 每年完成4份整体护理病历 4. 护士长定期考核，侧重专科护理知识和技能，考核结果上交给护理部
护士： 毕业4~6年	1. 以小组护理工作为主，特别是危重患者护理，适当安排药疗、治疗和病房主管工作 2. 参加病房内、科内、院内业务学习，完成每年的继续教育学分。侧重学习专科护理及抢救知识和技能，并参与病房授课和患者健康教育的组织和管理工作 3. 参与病房护生及低年资护士的带教。以自身良好的专业形象和正确的护理行为影响其他护士，并由病房教学老师对其做出评价 4. 适当参加院内外组织的基础医学和公共英语辅导、考试 5. 参与病房护理科研工作，每年完成一篇护理专业的译文 6. 鼓励参加护理专业或高等教育自学考试
护师	1. 护理工作中以危重患者护理为主，并承担护理组长的工作，其他根据具体情况安排药疗、治疗、主管护士的工作 2. 参加病房内、科内、院内外的业务学习，完成继续教育学分；侧重专科、教学、管理及科研方面的内容 3. 参加病房或科内护理科研设计及论文写作 4. 参与病房带教，表现突出者可选拔为病房教学老师 5. 每年完成2篇护理专业的译文 6. 鼓励参加护理专业或高等教育自学考试，获得本科及以上学历
主管护师	1. 侧重病房的教学和管理工作 2. 参加参加病房内、科内、院内外的业务学习，完成继续教育学分 3. 承担病房、学校等各种教学工作，并主持病室内患者教育工作 4. 支持病房内的护理科研工作 5. 每年至少发表一篇文章或科研报告
副主任护师 及主任护师	1. 侧重病房教学及管理工作 2. 参加科内、院内的业务学习，承担本科室专科理论、操作考试的考核工作 3. 承担本科室专科护理操作的技能训练工作 4. 每年至少完成一次科室业务讲座或护理查房，并指导下级护士的护理查房或讲座 5. 组织护理不良事件分析改进工作 6. 参与病房的护理科研工作，每年至少发表一篇核心期刊的护理论文或科研报告

（4）进修护士及专科护士的教学计划

1）岗前培训，内容包括：医院环境、护士仪表与行为要求、有关法律法规及护理纠纷的防范、医院及科室相关规章制度、工作流程、基本护理技术、急救技术、院内感染预防、科室人员构架、排班安排等。

2）需求调查及专科能力评估：由于进修护士及专科护士分别来自不同的医院，需求及能力各不相同，因此应该评估其专科能力及学习需求以制订相应的教学计划，安排"专人"带教。

3）工作以小组护士为主，适当安排药疗、治疗工作，熟练掌握基础护理的知识和技能。

4）参加护理部及科室组织的业务学习，根据个人学习需求侧重专科教学、管理及科研方面的内容。

5）一个月内完成1份护理病例，完成1次护理查房。

6）护士长每周考核抽查护理知识和技能，安排结业考试。

（5）专科护士培训计划

1）在原有的进修护士教学计划基础上，应安排其参与专科疑难患者护理，并完成相对应的护理个案书写。

2）各专科科室应根据自己的科室特点制订业务学习计划，每周安排专科疾病护理讲课一次，每月组织一次护理查房，每月安排一次专科理论知识及技能操作考试。

3）参加科室疑难病例讨论，制订个性护理方案、实现多科会诊及健康教育。

4）参加或组织专科学术会议，学习专科的新技术、新知识、新理念，实现护理专科知识的更新。

5）参加科室或跨科室的科研项目，参与并指导科室低年资护士的科研工作。

第三节　护理教学资源

一、充分发挥线上自主学习平台作用

（一）概念

线上自主学习平台是一种基于互联网的发展而逐渐产生的知识学习和传播的多功能平台。学生可通过该平台进行知识的学习，教师可通过该平台进行知识的传播（图5-3）。

（二）线上自主学习平台的主要功能

1. 资源存储与管理功能　作为学习资源的储存与共享平台，为满足学生的学习需求，线上自主学习平台应注重充实学习资源库。

随着知识的快速更新，平台也需不断扩充和更新其中的学习资源，并快速发布和分享，从而让学生们掌握最先进的课程进度并保证学习资源的先进性。如在新型冠状病毒疫情期间，关于新型冠状病毒肺炎的诊疗方案在短时间内不断更新，线上自主学习平台可通过及时更新并推送相关学习资源，引导学生及时获取最新知识。

此外，平台内存储的学习资料数量庞大，应进行精细化管理，从而保证资源的系统性。北京协和医院的线上自主学习平台将其中包含的学习资源进行多重维度的划分，从学习资料的种类进行划分，可分为视频课件、病例展示、论文共享等；从课程类别方向进行划分，可分为新护士规范化培训系列课程、放射科基础课程、手术室以及准入培训课程等。这种颗粒

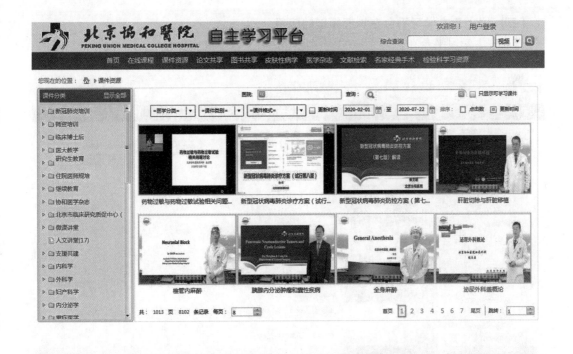

图 5-3　线上自主平台

化、精细化的资源管理方式可更加利于存储和传播，同时更加方便学生的使用。

2. 资源检索功能　线上自主学习平台内储存了大量的学习资源，为帮助学生能快速并准确地找到所需要的学习资源，线上自主学习平台除了将学习资源进行分类细化管理外，应专门设立搜索引擎。北京协和医院自主学习平台可通过搜索框进行关键词搜索，同时配合医学分类、课件类别、课件格式等条件进行项目筛选，从而帮助学生更快找到相应的学习资料。

3. 考试功能　线上自主学习平台中的部分课程经过相应学时的学习后须通过考试对学生进行评价，学生通过课后考试后才可获得相应学分。在课程界面上会显示本节课程的时长和学生的已学习时长，只有当学生的已学习时长超过规定时长后，学生才可参加该课程的考试，同时系统会自动记录参加考试的次数以及考试成绩。考试功能可对学生的学习状况进行强化与督促，对于端正学习态度、提升学习专注度有显著效果。

4. 学分管理功能　在自主学习平台的教学方式下，教师与学生之间隔着网络，教师不能判断在网络另一端的学生是否能够全程都在屏幕前听课，从而难以判断学生是否确实完成了相应的学时。

为了解决上述问题，自主学习平台的所有非同步教学视频均会在视频开始后，每隔一段时间出现一次需学生手动点击的对话框，若学生点击对话框则可计算学时，若未能及时点击对话框，则不计算学时。这种方式可有效判断学生在上课时是否持续观看视频，从而为学时的计算提供了依据。当学生完成了额定学时的学习并顺利通过考试后，即可获取学分并取得相应的证书。

5. 学习笔记功能　学生可在学习过程中在线进行电子笔记的记录，该笔记会存储在个人中心"我的笔记"中，在重复观看该课程教学视频时可同时翻看笔记。

（三）线上自主学习平台在护理领域的应用

线上自主学习平台在护理领域的应用见图 5-4。

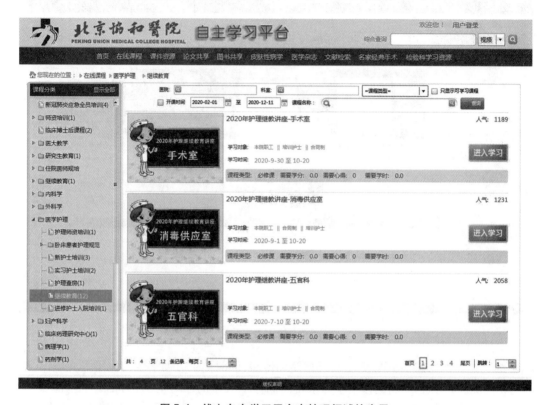

图 5-4　线上自主学习平台在护理领域的应用

1. 理论课程教学　通过网络教育形式进行的护理课程教学主要为同步教学,但通过线上自主学习平台进行的非同步教学在护理课程教学方面也发挥着重要作用。线上自主学习平台可将课堂实况进行录制,作为线上自主学习的素材辅助学生学习。学生也可在课后翻看自主学习平台的课程进行知识的巩固。另外,针对临床护士的护理课程培训和针对新护士的岗前培训课程也可直接通过线上自主学习平台进行。

其他由于各种原因难以进行集体培训时,线上自主学习平台均可发挥重要作用。在新型冠状病毒肺炎疫情爆发期间,医护人员对于新型冠状病毒知识的需求极大,但为了避免人员聚集,无法进行线下集中培训。在这种情况下,各种新型冠状病毒相关的资料都可以通过线上自主学习平台进行发布,同时,可通过开辟新型冠状病毒主题专栏通知广大医护人员进行及时学习。

2. 操作性教学　在护理的教学工作中,操作性教学内容占到很大一部分比例,如静脉穿刺、导尿管留置、轴线翻身等。这类护理操作技术的教学手段主要是教师的现场示教,但示教过程中,由于学生人数较多,部分学生无法站在合适的位置看到教师的演示,当示教的操作较为细致时,学生更是难以看到重要的操作细节。同时,现场示教的时间较短,学生往往难以快速掌握该项技能的全部要点且容易遗忘。因此,针对以上问题,教师可通过将标准化的护理操作拍摄成视频上传至自主学习平台,以供学生课后反复观看、揣摩,帮助学生掌握正规的护理操作方法。

3. 引导学生自主学习　自主学习平台包含着海量的学习资源,教师可引导学生发挥个人的主观能动性进行自主学习来进行教学。因此,自主学习平台可以与翻转课堂等教学方法进行有效的结合,让学生充分利用自主学习平台上的资源,最大化发挥学生的自主学习能力。

二、示教室及模拟教具的规范管理

(一) 示教室的应用范围

示教室是由教师为学生进行示教的场所,示教室内的环境会根据教学需求进行设计,并设有各种相关教学用具来辅助教师示教和学生的练习。示教室在护理专业范畴中的应用十分广泛,在护理院校及教学医院中都设有若干示教室,不同的示教室会根据应用场景进行设计和布置。示教室的主要作用是提供特定的教学环境,因此一般适用于以下三方面:

1. 适用于各种操作性技能的教学工作中,包括护理专业学生在校期间进行的护理操作技能学习、临床护士进行操作技能培训等场景。

2. 情景模拟教学的开展　情景模拟教学对情景的模拟还原度要求较高,需要准备好教学过程中需要用到的所有治疗用物及模型等,而示教室的物品十分齐全,是情景模拟教学的最佳场所。

3. 应用于考核　示教室内医疗物品相对齐全且能高度模拟临床环境,各种教具或模型相对较多,可作为各种操作考试的考核场所。此外,医学专业学生或临床医护人员综合能力测评的客观结构化临床考试(OSCE)也可在特殊的示教室中进行。

(二) 借助教具和示教室进行教学的优势

1. 有利于激发学生的学习兴趣。带领学生进入示教室进行教学并使用教具可以让学生更换学习环境,同时教学过程中将通过合理展示教具等方式使学生集中精力,保持活跃的思维,提升学习兴趣。

2. 生动形象,利于学生理解知识　教具的展示和利用可以让学生很直观的观察或理解到教师所要传授的知识技能,直接缩短理论知识与实践之间的距离,给学生留下深刻印象。

3. 带给学生贴近临床的学习体验　示教室可以模拟出贴近临床的环境并提供各种护理操作专用物品,让学生在最贴近临床的环境下进行学习。这种贴近临床的模拟环境可以让护理专业学生更快适应临床,并更容易将示教室内学习的技能迁移应用于临床中。

4. 构建无应激的学习环境　示教室虽然物品齐全且环境贴近临床,但仅仅是模拟场所,示教室的本质是教学场所而非真正的临床环境,不会在示教室中因操作失误而对患者安全造成影响。因此,学生可以在示教室中进行各种操作练习,学生不必因害怕犯错而产生焦虑和压力。

(三) 使用示教室或教具进行教学的技巧及要点

1. 提前进行环境和用物准备　在使用示教室或教具进行授课前,教师应详细规划课程安排,主要包括授课过程需要怎样的环境、需要提前准备好哪些教学物品、课程时间如何安排等。

2. 提前设计授课站位　除了对环境和用物的准备之外,教师还需提前计划操作演示时的站位和学生观察的位置,以确保所有学生均可以清楚看到教师的演示细节。

3. 教具的展示应适时　教具应配合教学内容进行适当的展示,合适的展示会适时调动起学生的兴趣与学习热情,从而达到最佳的课堂教学效果。

4. 合理安排教学节奏　进行操作技能的教学时,教师可根据技能的难易程度选择整体教学或分项教学。

5. 为学生安排足够的示教室练习时间 教师可对护理操作的难易程度、不同学生对操作的掌握情况、示教室可提供的练习资源等方面进行综合评估,从而确定学生的练习时间。

6. 在学生使用示教室或教具进行练习时进行指导与反馈 学生在示教室进行练习时,教师应注意鼓励引导学生进行自我评价,并提出增强性反馈,从而提升学生的操作水平。

7. 利用示教室和教具促进技能迁移 教师可在授课过程中提出在示教室进行操作或使用模型、教具等进行操作时与实际临床工作时的相同点或相似点,从而促进学生将在示教室学习和练习的操作技能迁移至临床工作中。

三、电子数据库及图书馆的合理使用

(一) 常用数据库的介绍

1. 国外常用医学数据库 Medline 是美国国立医学图书馆(the National Library of Medicine,NLM)研制开发的国际上最具权威性的综合性生物医学文献书目数据库,属于文献型数据库。

PubMed 为美国国家医学图书馆的美国国家生技资讯中心(NCBI)所制作的生物医学相关文献的书目索引摘要型资料库。

EMBASE(the Exderpta Medical Database)荷兰医学文摘,是荷兰 Elsevier 科学出版公司建立的生物医学与药学书目数据库。

BIOSIS Preview 是美国《生物学文摘》的在线数据库。

DyanMed 数据库并不是传统意义上的数据库,而是相当于医学文献的一种读书笔记,帮助用户先找好循证文献,并在审阅医学文献后对内容进行整理分析,等于是帮助用户阅读文献并进行整理的工具,是循证医学的常用数据库。

2. 国内常用医学数据库 清华同方中文数据库(CNKI)即《中国知识资源总库》,是目前全球最大的中文数据库。

万方数据库,该中心已相继推出了四大类 13 个系列的科技和工商类数据库;

维普数据库,又称《中文科技期刊数据库》综合性期刊全文数据库;

中国生物医学文献数据库(CBM)综合性医学文献数据库,也是我国最早的生物医学文献数据库之一。

(二) 电子数据库和图书馆的合理使用

1. 文献检索的步骤

(1) 明确检索的需求及目标:检索之前首先要明确检索目的,如需要解决研究中的关键问题,则要求查准率高;如开展科研立项则需要查全率高。然后再确定检索学科范围以及文献类型,包括期刊、图书、学位论文、会议论文、成果、专利文献、网络检索等。

(2) 确定主题词、关键词:主题词是以规范化的词汇来表达文献内容的主题,也叫做人工受控语言。即经过人工规范化处理,使得同一主题概念的文献相对集中在一个主题词下。关键词是从文献的题名、摘要和正文中选取的具有实际意义的非规范化自然语言。

(3) 确定检索的时间范围和语种范围。

(4) 选择合适的检索系统进行检索:根据所具备的条件选择手工检索工具或计算机检索数据库,也可采用二者结合的方法。

(5) 随时调整检索策略:检索后通过查看文献结果数量的多少或相关程度的高低,可以评价检索策略的好坏,经过多次修改,直到检索结果满意为止。

（6）输出和分析结果：各个数据库提供了多种输出格式，每种格式能得到的文献内容特征不一样，可根据文献线索查阅原始文献，并对结果进行分析。

2. CNKI（中国知网）数据库使用方法

（1）登录 CNKI 主界面，根据自己的文献范围属性进行选择不同的数据库。

（2）选择一种文献类型，如文献、期刊、博硕士论文、会议论文。

（3）选择一种检索途径（字段）：包括标题（篇名）、关键词、摘要、作者、全文、参考文献等。

（4）选择一种检索方法：默认的检索方式为基本检索，比较方便快捷，只需输入检索词，点击检索，即可查询相关文献。为了使检索结果更加准确，可以选择高级检索，通过限制多个检索条件，从而扩大或缩小检索范围。除此之外还可以选择专业检索、引文检索、学者检索、科研基金检索、句子检索、工具书及知识元检索。

（5）检索结果：检索结果可以按照以下八类进行分组：①按学科类别，可以查看检索结果所属的更细的学科专业，进一步进行筛选，找到所关注的文献；②按文献作者，可以帮助研究者找到学术专家，学术榜样；③帮助研究人员跟踪自己已知学者的发文情况，发现未知的有潜力学者；④按机构，可以找有价值的研究单位，全面了解研究成果在全国的全局分布，跟踪重要研究机构的成果，也是选择文献的重要手段；⑤按"基金"，可以了解国家对这一领域的科研投入如何，研究人员可以对口申请课题，也可以对某个基金支持科研的效果进行定量分析、评价和跟踪；⑥按文献发文年度，可以了解某一主题每一年度发文的多少，掌握该主题研究成果随时间变化趋势，进一步分析出所查课题的未来研究热度走向；⑦按期刊，可以方便地选到好文献，选自己对口的文献，可以从总体上判断这一领域期刊的质量；⑧按关键词，可以获得该领域的全局知识结构，方便学习和研究，使得文献选择更精细，更准确。

知网可以提供四类排序方法：根据主题排序，反映了结果文献与用户输入的检索词相关的程度，越相关越排前，通过相关度排序可找到文献内容与用户检索词最相关的文献；根据文献发表的时间先后排序，可以帮助学者评价文献的新旧，找到最新文献，找到库中最早出版的文献，实现学术跟踪，进行文献的系统调研；"被引频次"排序：帮助快速找到被引多，高质量的文章；按下载频次排序：下载频次最多的文献往往是传播最广，最受欢迎，文献价值较高的文献，根据下载次数排序帮助学者找到那些高质量但未被注意到的文献类型，比如学位论文等。

（6）导出/参考文献：筛选后的文献，可以将选中文献的作者、题名、文献来源、年（期）、页码等字段信息导出存盘，这里存盘的并不是全文，系统将选中文献题录以默认的引文格式显示，方便在写论文的时候查找引文。获得全文的方法有两种，一种可以点击文献前面的"保存"按钮，则系统会引导用户在特定的路径下保存文献全文。另一种，如果想了解该篇文章的详细信息后再确定是否下载全文，则可以点击篇名进入该篇文章的"知网节"，然后再点击下载，可以选择 CAJ 或者 PDF 格式全文。

（三）护士使用数据库的目的

随着医学模式的转变和现代护理学的发展，对护理领域的研究发展提出了新的要求。要求护理人员不仅要掌握专业的护理知识，熟练的临床操作技能，而且还要求护理人员拓宽知识层面，改善知识结构，钻研专业理论，了解护理前沿。护理人员利用电子文献数据库检索的目的主要有三个：①及时了解本专业及其相关专业的发展动态，更新专业知识，提高专业水平；②为自己的专业研究寻找新思路、新方法；③为护理实践、护理研究、护理管理、护理教学、护理人员自身提高等提供帮助。

第四节 常见护理技术操作考核标准

一、双人心肺复苏操作评分标准（2019 版）

日期＿＿＿＿＿＿＿　科室＿＿＿＿＿＿＿　姓名＿＿＿＿＿＿＿　分数＿＿＿＿＿＿＿

操作流程	技术操作要求	分值	扣分	备注
物品准备 （4分）	简易呼吸器完好,各部件连接紧密	2		
	携简易呼吸器至患者床边	2		
判断意识 （5分）	呼唤患者,判断意识	2		
	高声呼救（取得他人协助）;计时	3		
判断颈动脉 及呼吸 （6分）	去枕,同时判断颈动脉及呼吸:5~10s	3		
	解剖位置正确	3		
操作中 （73分）	仰卧,放木板,解开衣领和上衣	5		
	心脏按压位置正确	5		
	双肘伸直	3		
	双手重叠,手指上扬	3		
	胸骨下陷深度5~6cm	4		
	胸外按压30下（15~18s）	4		
	按压频率（100~120次/min）	4		
	人工通气过程中按压双手离开患者胸壁	2		
	简易呼吸器连接氧气流量适宜	2		
	人工通气时,护士站在患者头侧	3		
	清除口鼻腔分泌物,取下活动义齿	3		
	开放气道方法正确（E-C手法）	4		
	简易呼吸器面罩方向正确	3		
	挤压呼吸器气囊方法正确	2		
	简易呼吸器吹2次（6s）	3		
	每次胸廓抬起历时1s以上	5		
	保持气道开放状态,维持呼吸道通畅	2		
	按压:呼吸＝30:2	6		
	再次判断患者颈动脉和呼吸方法正确	3		
	交换角色方法正确	5		
	计时结束	2		

续表

操作流程	技术操作要求	分值	扣分	备注
操作后 (6分)	为患者整理衣服,取舒适卧位	2		
	整理用物,消毒备用	2		
	洗手、记录	2		
评价 (6分)	操作动作迅速、准确、有效	6		
总分 (100分)		100		
操作时长:		监考老师:		

二、静脉留置针技术操作考核评分标准

日期_____　科室_____　姓名_____　分数_____

操作流程	技术操作要求	分值	扣分	备注
仪容仪表 (5分)	护士服整洁,无配饰	2		
	佩戴胸卡	1		
	头发整齐	1		
	指甲整洁	1		
操作前 (15分)	知晓输液目的	1		
	评估患者(病情、年龄、意识、合作程度、有无药物过敏史、药物性质、评估出入液体量、心肺功能)	1		
	评估穿刺部位皮肤、血管情况(首选前臂血管)	1		
	告知患者操作目的、操作方法	1		
	指导患者配合、协助患者排尿	1		
	治疗室环境安静、整洁	1		
	七步洗手法洗手,戴口罩,戴清洁手套(必要时)	1		
	治疗室用物准备:医嘱执行单(PDA),输液贴,治疗车,治疗盘,一次性注射器,药液,输液器,接头,棉签,止血带,胶布,静脉留置针,无菌敷料,皮肤消毒液,手表,手消毒液,治疗巾(可用输液器外包装替代)	2		有检查动作,统一说明均在有效期,不用向评委汇报
	检查各物品有效期	1		
	根据血管情况、药液性质选择合适型号留置针	1		
	检查药品完整性及有效期(除去外包装袋)	1		
	根据医嘱双人核对药品	1		
	正确粘贴输液标签	1		
	正确连接输液器	1		

续表

操作流程	技术操作要求	分值	扣分	备注
操作中 (60分)	携用物至床旁,正确核对患者	1		
	正确核对药品、输液签、执行单或 PDA	2		
	协助患者取舒适安全体位	2		
	保护隐私(必要时)	2		
	挂好液体,液体排气无药液流出	2		
	第一次排气,排气后将输液器妥善固定	2		
	垫巾,扎止血带,嘱患者握拳	1		
	选择血管,松止血带,消手	1		
	第一次消毒(直径≥8cm)	1		
	准备贴膜、胶带	1		
	在穿刺部位上 6cm 处扎止血带,进行第二次消毒	1		
	连接输液接头(要求无菌操作)	1		
	连接留置针,平行转动针芯,除去针帽检查针尖有无倒钩、毛刺	2		持机翼中间取出留置针,顶住尾端右转(针尖向左)
	二次排气	1		
	穿刺前再次核对	1		
	绷紧皮肤,以 15°～30°进针,重叠机翼穿刺	1		
	穿刺血管,一针见血	8		
	压低角度,再将穿刺针送入少许,放开两侧机翼,平送	2		
	按住针翼	1		
	将针芯略拔出 2mm	1		
	将套管全部送入静脉	1		
	松止血带,松水止,松拳	3		
	确认滴速正常	1		
	拔出全部针芯,按双侧机翼,一次性拔出针芯	1		
	透明贴膜无张力固定	2		
	以穿刺点为中心固定留置针(高举平台 U 型固定,Y 型接口朝外)	2		
	调节滴速	1		
	再次核对患者信息	1		
	核对药品信息	1		

续表

操作流程	技术操作要求	分值	扣分	备注
操作中 (60分)	贴膜上注明穿刺日期、时间、穿刺者姓名(姓名的 第一个字母)	2		
	执行单签字(用PDA者除外)	1		
	操作过程遵守无菌原则	10		
操作后 (10分)	整理用物	2		
	生活垃圾、医用垃圾、锐器分类处理	2		
	七步洗手	2		
	做好记录	1		
	健康宣教	3		
综合评价 (5分)	操作规范熟练	2		
	按时完成(≤10min)	1		
	护患沟通有效,体现人文关怀	2		
理论提问 (5分)	1. 如何选择套管针的型号? 2. 如何观察穿刺部位?	5		
总分 (100分)		100		
操作时长:		监考老师:		

三、静脉(真空采血)技术操作评分标准

日期_____ 科室_____ 姓名_____ 分数_____

操作流程	技术操作要求	分值	扣分	备注
仪容仪表 (5分)	护士服整洁,无配饰	2		
	佩戴胸卡	1		
	头发整齐	1		
	指甲整洁	1		
操作前 (15分)	核对患者(两种以上方式)	2		
	评估患者病情	1		
	评估患者年龄	1		
	评估患者意识状态	1		
	评估合作态度	1		
	评估患者穿刺部位血管	1		
	评估患者皮肤	1		
	评估患者肢体活动	1		

续表

操作流程	技术操作要求	分值	扣分	备注
操作前 (15分)	解释操作目的	1		
	七步洗手法洗手,戴口罩	2		
	物品准备齐全	1		
	检查效期(用物及采血管)	1		
	条码粘贴正确,双人核对	1		
操作中 (65分)	评估病室环境	1		
	请家属回避	1		
	注意保护患者隐私(必要时)	2		
	给予患者舒适体位	1		
	正确核对患者(PDA扫码)	2		
	正确核对检验项目	2		
	再次核对采血管与标签	2		
	戴清洁手套	1		
	铺垫巾	1		
	穿刺部位选择	2		
	扎止血带(穿刺点上方6cm处)	2		
	再次评估血管情况	2		
	松止血带	2		
	消毒剂消手	2		
	穿刺点皮肤消毒正确(范围大于5cm)	2		
	正确连接持针器与真空采血针	3		
	再次捆扎止血带	1		
	嘱患者握拳	1		
	再次正确消毒(范围大于5cm)	2		
	再次核对患者	2		
	拔针帽检查针尖有无倒钩毛刺	2		
	进针角度正确	2		
	进针深度正确	2		
	一针见血	8		
	正确固定持针器	2		
	正确连接采血管	2		
	采血量正确	1		

续表

操作流程	技术操作要求	分值	扣分	备注
操作中 （65分）	嘱患者松拳、松止血带	1		
	正确拔出真空采血管	1		
	正确拔针并处理	1		
	正确指导患者按压穿刺部位	1		
	正确指导患者按压穿刺时间	1		
	根据采血管情况颠倒混匀	2		
	核对患者化验条码或医嘱	3		
	标本放至车下试管架	2		
操作后 （5分）	协助患者取舒适体位	1		
	告知患者注意事项	1		
	正确处理用物	1		
	脱手套、洗手	1		
	记录采血时间及时送检	1		
综合评价 （5分）	操作规范、动作熟练,按时完成	2		
	操作准确符合"一针、一管、一带、一消毒"	1		
	护患沟通有效体现人文关怀	2		
理论提问 （5分）	1. 采血管的正确留取顺序是什么？ 2. 消毒的范围为多少？	5		
总分 （100分）		100		
操作时长：		监考老师：		

四、口服给药技术操作考核评分标准

日期_____　科室_____　姓名_____　分数_____

操作流程	技术操作要求	分值	扣分	备注
仪容仪表 （5分）	护士服整洁,无配饰	2		
	佩戴胸卡	1		
	头发整齐	1		
	指甲整洁	1		
操作前 （30分）	核对医嘱,了解患者病情	3		
	知晓药物性质、服药方法、注意事项	3		
	床旁评估患者病情、年龄、意识、吞咽能力、自理 及合作程度、口腔黏膜情况及有无药物过敏史	5		

续表

操作流程	技术操作要求	分值	扣分	备注
操作前 （30分）	协助患者取舒适卧位	2		坐位或半坐位为宜
	告知患者服药目的及注意事项	2		
	为患者准备服药温开水	2		
	七步洗手法洗手，戴口罩	3		
	用物准备：PDA，口服药车，口服药、研磨钵、水剂药、中药、带刻度的水药杯等	5		根据医嘱药物按需摆放所需物品
	双人核对患者姓名、床号、药物名称、剂量、浓度、用药时间、用法及有效期	5		
操作过程 （35分）	携用物至床旁，正确核对患者信息	2		患者自述姓名
	正确核对药品：口服药袋与PDA核对	5		扫描腕带核对
	正确扫码给药（片剂），水剂、滴剂、中药等特殊药物要准确给药	5		扫描口服药袋执行，准确量取水剂药物
	为患者解释药物作用，服药注意事项，协助患者服药到口	4		
	对老、弱、小儿及危重症患者应协助喂药，必要时将药物研碎后服用	4		
	患者不在房间或因故暂不能服药者，暂不发药并做好交接班	3		
	若患者提出疑问，应重新核对，确认无误后给予解释再给患者服用	3		
	服药后再次核对患者姓名，确认无误	3		
	协助患者恢复舒适安全体位	2		
	将呼叫器置于患者床旁，告知患者若有不良反应及时通知医护人员	2		
	洗手	2		
操作后 （10分）	整理用物	2		
	生活垃圾、医用垃圾、分类处理	3		
	七步洗手	2		
	做好记录，密切观察患者用药后的反应和效果	3		
综合评价 （10分）	操作规范熟练	3		
	按时完成（≤5min）	2		
	护患沟通有效，体现人文关怀	5		
理论提问 （10分）	1. 不适用于口服给药的患者有哪些？ 2. 口服给药的目的有哪些？	10		
总分 （100分）		100		
操作时长：			监考老师：	

五、手卫生(洗手)技术操作考核评分标准

日期＿＿＿＿＿＿　科室＿＿＿＿＿＿　姓名＿＿＿＿＿＿　分数＿＿＿＿＿＿

操作流程	技术操作要求	分值	扣分	备注
仪容仪表 (5分)	护士服整洁,无配饰	2		
	佩戴胸卡	1		
	头发整齐	1		
	指甲整洁	1		
操作前 (10分)	护士:洗手前取下手表、卷袖过肘(必要时)	5		
	用物准备:洗手液(检查有效期)、流动水、一次性纸巾	5		
操作中 (65分)	打开水龙头,淋湿双手	5		用防止水龙头污染的方法打开水龙头
	取适量洗手液在掌心	3		
	一步:掌心相对,手指并拢,相互揉搓	6		
	二步:右手掌心对左手背手指交叉揉搓,左手掌心对右手背手指交叉揉搓	6		
	三步:掌心对掌心十指交叉揉搓指缝	6		
	四步:弯曲手指,使关节在另一手掌心旋转揉搓,左右手各一次	6		搓揉时包括第一指关节、第二指关节及掌指关节
	五步:右手握左手大拇指在掌中旋转揉搓;左手握右手大拇指在掌中旋转揉搓	6		
	六步:右手指尖并拢放在左手掌心旋转揉搓,左手指尖并拢放在右手掌心旋转揉搓	6		
	揉搓时间不少于15s	6		
	七步:旋转揉搓手腕部	5		
	流动水冲洗干净,指尖向下,避免倒流	5		
	关闭水龙头,擦干双手	5		用防止手部污染的方法关闭水龙头
操作后 (3分)	处理用物	3		
综合评价 (5分)	操作规范熟练	5		
理论提问 (12分)	1. 手卫生的五个时刻是什么? 2. 严格实施正确的洗手规则,可减少百分之多少的医院感染?	12		
总分 (100分)		100		

操作时长:　　　　　　　　　　　　　　　监考老师:

六、经口气管插管固定操作考核评分标准

日期＿＿＿＿＿＿　科室＿＿＿＿＿＿　姓名＿＿＿＿＿＿　分数＿＿＿＿＿＿

操作流程	技术操作要求	分值	扣分	备注
仪容仪表 (5分)	护士服整洁,无配饰	2		
	佩戴胸卡	1		
	头发整齐	1		
	指甲整洁	1		
操作前 (20分)	评估患者病情、意识、合作程度,向清醒患者解释操作目的和方法,以取得配合,必要时给予约束	2		
	评估气管插管位置、深度及型号	3		
	评估患者气道、口鼻腔分泌物和气囊压力情况	3		
	评估患者生命体征及呼吸机参数	2		
	操作者准备:七步洗手、戴口罩、帽子	3		
	物品准备:一次性无菌吸痰管、负压吸痰装置,气囊压力表、听诊器、"工"/Y字形插管胶布、牙垫、皮肤保护膜(必要时)、治疗车、治疗盘、手消毒液	5		
	检查各物品包装完整性及有效期	2		
操作中 (50分)	携用物至床旁,核对患者	2		
	协助患者取仰卧位,抬高床头＞30°,注意保护隐私	3		
	清除气道及口鼻腔分泌物	3		
	如有囊上吸引则清除囊上分泌物,遵循无菌原则吸痰	3		
	测气囊压:25~30cmH_2O	3		
	去除固定胶布,调整气管插管位置,再次评估插管深度	4		协助操作者固定气管插管,确保不移位
	评估口唇、颜面部皮肤及口腔黏膜情况	3		
	清洁局部皮肤,根据情况使用皮肤保护膜保护	3		
	正确放置牙垫于口腔内插管旁,避开松动牙齿并妥善固定松动牙齿	6		牙垫斜面向上,双翼置于门齿外双唇内
	确认气管插管深度	3		
	根据实际情况可选取适合的方法进行气管插管的固定	10		注意避开气囊充气管
	确认气管插管的深度,测量气囊压力值	5		
	核对患者,协助取舒适卧位	2		

操作流程	技术操作要求	分值	扣分	备注
操作后 （15分）	整理用物，垃圾分类处理	3		
	七步洗手法洗手并记录	3		
	及时了解清醒患者需求，做到有效沟通	4		
	协助患者舒适体位，必要时给予适当约束	3		防止意外拔管
	操作规范熟练	2		
综合评价 （5分）	按时完成（≤10min）	2		
	清醒患者做到有效沟通，体现人文关怀	3		
理论提问 （5分）	1. 测量气囊压力的频率是多少？ 2. 气管插管气囊压力是多少？	5		
总分 （100分）		100		
操作时长：		监考老师：		

七、氧气吸入技术操作考核评分标准

日期＿＿＿＿＿＿　科室＿＿＿＿＿＿　姓名＿＿＿＿＿＿　分数＿＿＿＿＿＿

操作流程	技术操作要求	分值	扣分	备注
仪容仪表 （5分）	护士服整洁，无配饰	2		
	佩戴胸卡	1		
	头发整齐	1		
	指甲整洁	1		
操作前 （15分）	知晓患者氧疗原因及目的	1		
	评估患者（病情、年龄、意识、合作程度、鼻腔情况、呼吸频率及节律、氧合情况）	5		
	告知患者操作目的、操作方法，做好解释工作	1		
	指导患者配合	1		
	七步洗手法洗手、戴口罩	2		
	用物准备：医嘱执行单（PDA）、治疗车、治疗盘、氧气装置一套（氧气流量表头、湿化瓶）根据医嘱准备不同的吸氧用具（一次性使用鼻氧管、吸氧面罩、文丘里面罩、储氧面罩等）、棉签、免洗手消毒液	3		
	检查氧气流量表头	1		
	检查各无菌物品包装及有效期	1		
操作中 （55分）	携用物至床旁，正确核对患者信息、PDA扫描核对	5		
	协助患者取舒适安全体位	2		

续表

操作流程	技术操作要求	分值	扣分	备注
操作中 （55分）	清洁患者鼻腔	2		
	正确安装氧气表头及湿化瓶	5		
	连接吸氧装置	5		
	打开氧气开关、调节氧流量	8		先调节氧流量，再连接患者
	以手臂内侧测试氧气管路通畅	5		
	予患者正确佩戴吸氧导管或吸氧面罩并妥善固定	8		
	再次核对患者信息，并执行	5		
	记录用氧开始时间及流量	2		
	遵医嘱评估患者后停止吸氧	8		先移除吸氧工具，再关闭氧气流量
操作后 （10分）	生活垃圾、医用垃圾分类处理	2		
	整理用物、七步洗手法洗手	2		
	记录患者用氧后情况	2		
	健康宣教	2		
	操作规范熟练	2		
综合评价 （5分）	按时完成（≤5min）	2		
	护患沟通有效，体现人文关怀	3		
理论提问 （10分）	1. 吸氧浓度如何计算？ 2. 吸氧的目的是什么？	10		
总分 （100分）		100		
操作时长：			监考老师：	

八、氧气雾化吸入技术操作考核评分标准

日期_____ 科室_____ 姓名_____ 分数_____

操作流程	技术操作要求	分值	扣分	备注
仪容仪表 （5分）	护士服整洁，无配饰	2		
	佩戴胸卡	1		
	头发整齐	1		
	指甲整洁	1		

续表

操作流程	技术操作要求	分值	扣分	备注
操作前 (25分)	知晓雾化吸入的原因及目的	2		
	评估患者(病情、意识状态、合作程度、呼吸情况、面部及口腔黏膜情况、咳痰能力及痰液黏稠度情况、药物过敏史)	5		
	告知患者雾化吸入的目的、方法、时间及注意事项,做好解释工作	5		
	评估治疗室环境安静、整洁	1		
	七步洗手法洗手,戴口罩	3		
	用物准备:医嘱执行单(PDA)、治疗车、简易喷雾器(面罩或口嘴)、湿化瓶、氧气表头、按医嘱准备药液、治疗盘、治疗巾、棉签、乙醇、手消毒液、雾化条码、注射器(必要时)	5		
	检查药品完整性及有效期	2		
	根据医嘱双人核对药品	2		
操作过程 (40分)	携用物至床旁,正确核对患者	2		
	协助患者取舒适安全体位	2		坐位或半坐位
	将治疗巾垫于下颌	2		
	正确安装氧气表头及湿化瓶	3		
	连接简易喷雾器	3		
	正确核对药品、雾化条码、执行单或PDA	2		
	将药液注入简易喷雾器,不超过规定刻度	2		
	正确连接简易喷雾器与氧气装置	3		
	调节氧流量4~6L/min,见药液喷出	4		先调节氧气流量再连接患者
	再次核对患者信息	2		
	协助患者佩戴简易喷雾器,告知患者正常呼吸	2		
	再次核对患者信息	2		
	观察患者雾化时的病情变化	2		
	雾化完毕时,取下简易喷雾器,关闭氧气,卸下氧气表头	5		先移除雾化面罩,再关闭氧气流量
	协助清洁面部、漱口	2		
	协助取舒适卧位	2		
操作后 (12分)	帮助患者叩背,促进排痰	2		
	密切观察患者雾化后的效果	2		
	生活垃圾、医用垃圾分类处理	?		

续表

操作流程	技术操作要求	分值	扣分	备注
操作后 (12分)	整理用物、七步洗手法洗手	2		
	做好记录	2		
	健康宣教	2		
综合评价 (8分)	操作规范熟练	3		
	按时完成(≤8min)	2		
	护患沟通有效,体现人文关怀	3		
理论提问 (10分)	1. 雾化吸入的目的是什么? 2. 雾化吸入后常见的不良反应有哪些?	10		
总分 (100分)		100		
操作时长:		监考老师:		

九、院内除颤术操作评分标准(2020版)

日期_____ 科室_____ 姓名_____ 分数_____

操作流程	技术操作要求	分值	扣分	备注
仪容仪表 (5分)	护士服整洁,无配饰	2		
	佩戴胸卡	1		
	头发整齐	1		
	指甲整洁	1		
操作前 (10分)	物品准备:除颤仪、导电糊、两块纱布、手消毒液、护理记录单	3		
	打开除颤仪开关,处于完好备用状态	2		
	检查除颤仪各导联线连接紧密	2		
	检查导电糊及手消毒液在有效期范围内	2		
	携用物至患者床旁	1		
操作中 (65分)	评估患者心电监护示波为室颤或无脉室速	3		
	呼叫其他医护人员,取得协助	2		
	计时	1		
	患者平卧	2		
	去除金属饰品	2		
	暴露胸部	2		
	左上肢充分外展	2		
	检查胸前皮肤有无潮湿、破损,有无起搏器,必要时纱布擦干	5		

操作流程	技术操作要求	分值	扣分	备注
操作中 （65分）	电极片移至非除颤部位	2		
	打开除颤仪开关	2		
	取下手柄电极,均匀涂抹导电糊	2		
	根据医嘱调节除颤能量	5		双相波 200J,单相波 360J
	将电极板置于除颤部位	5		STERNUM 电极置于患者右锁骨中线第 2 肋间,APEX 电极置于患者左腋中线第 5 肋间
	两电极板距离>10cm	2		
	避开起搏器	2		
	再次观察心电示波,确认需要除颤	5		
	充电	3		
	电极板紧贴患者皮肤,用力下压	2		指示灯为绿色
	提醒并确认操作者及他人离开床旁	5		
	放电	3		
	关闭电源	2		
	除颤后立即行 5 个循环 CPR	3		向考官说明即可
	判断除颤效果(评估心电监护示波是否转复)	2		
	计时结束,消手	1		
操作后 （10分）	纱布清洁患者皮肤导电糊	2		
	评估除颤部位皮肤	2		
	整理衣物,为患者取舒适卧位	2		
	擦拭电极板并将其归位	1		
	除颤仪放置固定位置并充电核查备用	1		
	整理用物,垃圾分类处理	1		
	洗手、记录(可口述)	1		
综合评价 （5分）	操作规范、动作熟练	2		
	按时完成	1		不超过 3min
	护患沟通有效、体现人文关怀	2		
理论提问 （5分）	1. 除颤的适应证有哪些? 2. 除颤时电极板垂直下压力度是多少?	5		
总分 （100分）		100		

操作时长：　　　　　　　　　　　　　　　　　监考老师：

十、PICC 维护操作考核评分标准

日期＿＿＿＿＿＿＿ 科室＿＿＿＿＿＿＿ 姓名＿＿＿＿＿＿＿ 分数＿＿＿＿＿＿＿

操作流程	技术操作要求	分值	扣分	备注
仪容仪表 （5分）	护士服装整洁,无配饰,佩戴胸卡	2		
	戴口罩	1		
	头发整齐	1		
	指甲整洁	1		
操作前 （10分）	七步洗手法洗手,查对 PICC 护理记录单	1		
	评估患者导管及皮肤情况	1		
	向患者解释操作目的,以取得配合	1		
	物品准备:治疗车;治疗盘;乙醇;安尔碘;棉签;PICC 换药包;一次性医用 PVC 手套;无菌手套＊1;无菌透明贴膜;10ml 注射器;10ml 生理盐水;无菌输液接头;乙醇棉片;免洗手消毒液;测量尺;签字笔;垫巾;无菌治疗巾、胶带	2		
	检查各物品完整性及有效期	2		
	抽 10ml 生理盐水,放入无菌治疗盘内	3		标注好药物名称、抽取时间,并且双人核对
操作中 （65分）	核对患者	2		采用两种以上方式核对
	协助患者取平卧位,带管侧手臂外展,铺垫巾,必要时保护隐私	2		
	测量双侧臂围	2		肘横纹上 10cm 处
	揭开固定输液接头的胶布,乙醇棉签消毒皮肤,去除全部胶迹	2		
	消手,戴清洁手套	1		
	取出生理盐水注射器,安装输液接头,排气,备用	2		
	卸下旧接头	2		
	消手	1		
	消毒导管接头,待干	2		用乙醇棉片包裹导管接头,全方位用力擦拭 15s
	连接新接头,抽回血	2		回血不可回抽至输液接头
	脉冲式冲洗导管	3		
	正压封管	4		液体剩余 0.5 ～ 1ml,移除注射器

续表

操作流程	技术操作要求	分值	扣分	备注
操作中 (65分)	无张力去除贴膜	3		拇指轻压穿刺点,0°平拉透明敷料
	再次评估穿刺点有无红肿、渗血、渗液,体外导管长度有无变化	2		
	脱手套,消手	1		
	打开PICC换药包,放入无菌透明贴膜	2		禁止将换药包放在患者床面上,打开透明贴膜时注意无菌操作
	往小钢杯内分别倒入适量乙醇及安尔碘	2		
	戴无菌手套	4		严格遵守无菌原则
	三遍乙醇消毒皮肤	6		一手持无菌纱布覆盖导管上,提起导管,避开穿刺点直径1cm处,按顺-逆-顺方向消毒,消毒直径≥15cm,大于透明敷料的面积
	三遍安尔碘消毒	6		以穿刺点为中心,放平导管,按顺-逆-顺方向消毒,正确翻转导管擦拭,消毒范围小于乙醇消毒面积,大于透明敷料面积,导管消毒至连接器翼形部分
	充分待干,合理摆放导管位置	2		既不影响肢体活动,又避免导管打折
	无菌胶带固定白色固定翼	1		
	无张力贴透明贴膜	4		以穿刺点为中心放置贴膜,先"塑形",再去除贴膜内气泡
	蝶形交叉固定导管	2		
	脱手套,消手	2		
	胶带上标注导管类型及换药日期、操作者姓名	1		将胶条贴于透明敷料边缘
	固定延长管及接头	2		采取高举平台法

续表

操作流程	技术操作要求	分值	扣分	备注
操作后 (5分)	整理用物,垃圾分类处理	1		
	健康宣教	2		
	七步洗手法洗手,记录	2		
综合评价 (10分)	操作过程遵守无菌原则	6		
	操作规范熟练,按时完成(≤15min)	2		
	护患沟通有效,体现人文关怀	2		
理论提问 (5分)	1. PICC 导管维护周期是多少? 2. 冲管时机是什么?	5		
总分 (100分)		100		
操作时长:		监考老师:		

十一、肌内注射技术操作考核评分标准

日期＿＿＿＿＿＿＿ 科室＿＿＿＿＿＿＿ 姓名＿＿＿＿＿＿＿ 分数＿＿＿＿＿＿＿

操作流程	技术操作要求	分值	扣分	备注
仪容仪表 (5分)	护士服整洁,无配饰,正确佩戴口罩	2		
	佩戴胸卡	1		
	头发整齐	1		
	指甲整洁	1		
操作前 (20分)	核对患者(两种以上方式)	1		
	评估患者(病情、年龄、意识、合作程度、有无药物过敏史、药物性质、评估患者凝血功能)	2		
	评估注射部位皮肤、肌肉组织状况,肢体活动度	2		首选臀大肌、臀中肌
	告知患者操作目的、操作方法	1		
	指导患者配合、协助患者排尿	1		
	评估治疗室环境安静、整洁	1		
	七步洗手法洗手	1		
	治疗室用物准备:PDA,注射贴,治疗车,治疗盘,一次性注射器,药液,棉签,手套(必要时),皮肤消毒液,快速手消毒液,铺无菌盘	2		有检查动作,统一说明均在有效期,不用向评委汇报
	检查各物品有效期	2		
	根据医嘱及药液选择合适注射器	1		
	检查药品(去除包装袋)	1		

续表

操作流程	技术操作要求	分值	扣分	备注
操作前 (20分)	根据医嘱双人核对药品	1		
	正确抽吸药液,剂量准确,避免浪费	2		
	将抽好药液的注射器贴好标签,放入无菌盘内	2		
操作中 (55分)	携用物至床旁,正确核对患者(两种以上方式)	3		需两种及以上方法核对
	正确核对药品、注射签、PDA医嘱,PDA扫码执行	3		
	协助患者取舒适安全体位	3		
	必要时戴清洁手套	2		
	充分暴露注射部位,注意保护隐私,注意保暖	3		
	选择正确的注射部位	5		
	消毒皮肤,消毒范围直径≥5cm,消毒后待干	10		消毒手法正确
	再次核对患者姓名及药物	3		
	排气方法正确	1		
	一手拇指和示指绷紧注射部位皮肤,一手持注射器,以中指和无名指固定针栓	3		
	用手臂带动腕部的力量,将针头迅速垂直刺入肌肉内	3		刺入深度为针梗的2/3
	固定好针头,回抽无回血后缓慢注入药液	3		注射时做到两快一慢 注意沟通分散患者注意力
	注射完毕,拔针后正确按压	3		
	再次进行核对	3		
	协助患者整理衣物及床单位,协助舒适卧位,将呼叫器放于患者身边,注意倾听患者主诉	5		与患者交流语言恰当
	密切观察并询问患者用药反应	2		
操作后 (10分)	告知患者注意事项(健康宣教)	3		
	整理用物,垃圾分类处理	3		
	七步洗手方法正确	2		
	做好记录	2		
综合评价 (5分)	操作规范熟练	2		
	按时完成(≤10min)	2		
	护患沟通有效,体现人文关怀	1		
理论提问 (5分)	1. 肌内注射的注意事项有哪些? 2. 肌内注射部位的选择方法有哪些?	5		
总分 (100分)		100		
操作时长:			监考老师:	

十二、经口鼻吸痰技术操作评分标准

日期＿＿＿＿＿＿　科室＿＿＿＿＿＿　姓名＿＿＿＿＿＿　分数＿＿＿＿＿＿

操作流程	技术操作要求	分值	扣分	备注
仪容仪表 (5分)	护士服整洁,无配饰	1		
	佩戴胸卡	1		
	头发整齐	1		
	指甲整洁	1		
	佩戴口罩	1		
操作前 (15分)	核对患者(两种方式以上)	2		
	评估患者病情	1		
	评估患者合作程度和意识状态	2		
	评估患者呼吸道分泌物的量、黏稠度、部位	3		
	解释操作目的及注意事项	2		
	七步洗手法洗手	1		
	物品准备齐全(负压吸引装置、生理盐水、相应型号吸痰管、弯盘、纱布、手套和手消毒液,必要时备压舌板、舌钳、开口器、口咽通气道)	3		
	检查效期	1		
操作中 (58分)	携用物至患者床旁,正确核对患者(PDA)	2		
	向患者解释操作方法和配合要点	2		
	协助患者取合适的体位	2		
	注意保护患者隐私(必要时)	2		
	检查患者口鼻腔,取下活动的义齿	2		
	协助患者头部转向一侧,面向操作者	1		
	吸痰前予患者高流量吸氧1~2min	1		
	用手消消毒双手(七步洗手法)	2		
	正确安装负压吸引装置	1		
	检查装置的密闭性	1		
	调节负压吸引器压力150~200mmHg	1		
	打开生理盐水盖子	1		
	取下鼻吸氧管,暂停吸氧	1		
	用手消毒液消毒双手(七步洗手法)	1		
	撕开吸痰管外包装,取出手套,不污染吸痰管	2		
	戴手套,不污染手套尖端	2		
	右手取出吸痰管缠绕于手掌,不污染吸痰管尖端	2		

续表

操作流程	技术操作要求	分值	扣分	备注
操作中 (58分)	左手持负压吸引管	1		
	将负压吸引管与吸痰管相连	2		
	试吸生理盐水检查负压吸引效果	1		
	二次核对患者	1		
	将吸痰管插入鼻腔/口腔,依次吸净痰液	2		
	左右旋转上提吸痰管吸痰	4		
	动作轻柔、深浅度适宜	2		
	每次吸痰时间不超过15s	2		
	观察痰液的颜色、性质和量	3		
	观察患者口唇颜色/心电监护生命体征(血氧饱和度、心率)	2		
	吸痰完毕后断开吸痰管	1		
	断开后的吸痰管用手套翻转包裹	2		
	将包裹的弃用吸痰管丢入医用垃圾	2		
	生理盐水冲洗负压吸引管路	1		
	将负压吸引管路放置于床旁	1		
	盖上生理盐水瓶盖	1		
	清洁患者的口鼻	1		
	给予患者高流量吸氧1~2min	1		
	吸痰过程中注意询问患者的感受	1		
	再次核对患者信息	1		
操作后 (12分)	协助患者取舒适体位	2		
	观察患者呼吸情况,有无不适	2		
	告知患者注意事项	2		
	整理床单位	2		
	按医疗垃圾分类处理用物	2		
	洗手、记录	2		
综合评价 (5分)	操作规范,动作轻巧、准确	2		
	吸痰效果好,无痰鸣音	1		
	护患沟通有效体现人文关怀	1		
	按时完成(≤8min)	1		
理论提问 (5分)	1. 痰液较多时需要再次吸痰应间隔多长时间? 2. 每次吸痰不超过多少秒?	5		1. 3~5min 2. 15s
总分 (100分)		100		
操作时长:			考核老师:	

十三、口腔护理技术操作考核评分标准

日期＿＿＿＿＿＿＿＿ 科室＿＿＿＿＿＿＿＿ 姓名＿＿＿＿＿＿＿＿ 分数＿＿＿＿＿＿＿＿

操作流程	技术操作要求	分值	扣分	备注
仪容仪表 （5分）	护士服整洁,无配饰	1		
	佩戴胸卡	1		
	头发整齐	1		
	指甲整洁	1		
	佩戴口罩	1		
操作前 （15分）	核对患者（两种方式以上）	1		
	告知患者:目的、操作方法、指导患者配合	2		
	评估患者:病情、年龄、意识状态、自理情况、心理反应	2		
	评估患者合作程度、口腔黏膜情况及有无义齿	1		
	根据病情备温漱口水、吸水管	1		
	治疗室环境安静、整洁	1		
	七步洗手法洗手	1		
	治疗室用物准备:治疗车、医嘱单（PDA）、压舌板、生理盐水（根据病情需求选择漱口液）、口腔护理包（内含:直钳1、弯钳1、棉球若干、弯盘、治疗碗）、无菌治疗巾、棉签、纱布、手电筒、石蜡油、快速手消毒液,必要时备开口器	4		
	检查物品有效期并清点棉球个数	2		
操作中 （65分）	携用物至患者床旁,正确核对患者（PDA）	1		
	抬高床头	1		
	协助患者取平卧位或侧卧位,头偏向一侧	1		
	颌下铺垫治疗巾	1		
	将空弯盘置于患者口角旁	1		
	协助患者漱口,用纱布或患者毛巾擦净嘴角（昏迷患者禁漱口）	1		
	用手消毒液七步洗手法	2		
	二次核对患者	1		
	将装有纱球的治疗碗至于治疗车上,用直钳和弯钳挤干棉球上的溶液	2		
	擦拭嘴唇	1		
	嘱患者轻轻闭合牙齿,用压舌板撑开对侧颊部	2		

续表

操作流程	技术操作要求	分值	扣分	备注
操作中 （65分）	用拧干的棉球擦拭对侧牙齿的外侧面，由牙内侧沿牙间隙纵向擦至中切牙	2		
	同法擦拭近侧牙齿外侧面	2		
	嘱患者张嘴，擦拭对侧牙齿上内侧面	2		
	擦拭对侧上咬合面	2		
	擦拭对侧下内侧面	2		
	擦拭对侧下咬合面	2		
	擦拭对侧颊部	2		
	擦拭近侧牙齿上内侧面	2		
	擦拭近侧上咬合面	2		
	擦拭近侧下内侧面	2		
	擦拭近侧下咬合面	2		
	擦拭近侧颊部	2		
	擦拭患者上颚	2		
	嘱患者伸舌，擦拭舌面、舌下	2		
	棉球湿度适中	1		
	擦洗牙齿顺序正确	5		
	擦洗方法正确	2		
	每擦拭一次更换一个棉球	1		
	擦拭过程中询问患者感受	2		
	清点棉球个数	2		
	更换棉球方法正确	1		
	擦洗前后棉球数量相符	2		
	协助患者漱口，擦干嘴唇及口周	1		
	嘱患者张嘴，一手打开手电筒，一手拿压舌板察看牙齿及口腔黏膜情况，有无纱球残留	4		
	根据口唇干燥情况，涂抹石蜡油	1		
	再次核对患者信息	1		
操作后 （5分）	协助患者取舒适体位	1		
	整理床单位	1		
	按医疗垃圾分类处理用物	2		
	洗手、记录	1		

续表

操作流程	技术操作要求	分值	扣分	备注
综合评价 （5分）	操作规范,动作熟练	2		
	操作时间<10min	1		
	护患沟通有效,体现人文关怀	2		
理论提问 （5分）	1. 口腔护理的目的是什么? 2. 口腔护理操作时有哪些注意事项?	5		
总分 （100分）		100		
操作时长:		监考老师:		

十四、便携式血糖仪血糖监测技术操作考核评分标准

日期＿＿＿＿＿＿　　科室＿＿＿＿＿＿　　姓名＿＿＿＿＿＿　　分数＿＿＿＿＿＿

操作流程	技术操作要求	分值	扣分	备注
仪容仪表（5分）	护士服整洁,无配饰	2		
	佩戴胸卡	1		
	头发整齐	1		
	指甲整洁	1		
操作前 （25分）	知晓监测血糖目的	2		
	评估病室环境	1		
	评估患者(病情、年龄、意识、合作程度、有无乙醇过敏史、凝血功能、既往血糖情况及饮食情况)	5		
	评估采血部位末梢循环及皮肤情况	2		
	核实患者进餐时间	2		
	七步洗手法洗手,戴口罩,戴清洁手套(必要时)	3		
	治疗室用物准备:治疗车、治疗盘、棉签、乙醇、PDA、血糖仪、采血针、试纸、手消毒液、锐器桶、生活及医用垃圾袋	8		有检查动作,统一说明均在有效期,不用向评委汇报
	检查各物品包装及有效期	2		
操作中 （45分）	携用物至床旁,使用PDA正确核对患者信息	3		
	告知患者操作目的	2		
	协助患者取舒适安全体位	2		
	乙醇棉签消毒手指皮肤2次,待干	3		
	正确取出试纸并安装	3		试纸盒及时盖严
	穿刺前再次核对患者	3		

操作流程	技术操作要求	分值	扣分	备注
操作中 (45分)	采血针进行采血一次成功	6		
	正确采血,保证试纸测试区血样充足	8		测试中不要移动血糖试纸、血糖仪
	无菌棉签按压穿刺部位	2		
	正确读取血糖数值并告知患者	4		
	操作后核对患者	2		
	协助患者取舒适安全体位	2		
	手消毒液消手	2		
	正确录入血糖值	3		
操作后 (10分)	进行相关宣教	3		
	整理用物	2		
	生活垃圾、医用垃圾、锐器分类处理	2		
	七步洗手法洗手	3		
综合评价 (5分)	操作规范熟练	2		
	按时完成(≤3min)	1		
	护患沟通有效,体现人文关怀	2		
提问 (10分)	1. 血糖大于或小于多少应通知医生进一步处理? 2. 2型糖尿病患者空腹血糖应控制在什么范围?	10		
总分 (100分)		100		
操作时长:		监考老师:		

十五、留置导尿(女)技术操作考核评分标准

日期＿＿＿＿＿　科室＿＿＿＿＿　姓名＿＿＿＿＿　分数＿＿＿＿＿

操作流程	技术操作要求	分值	扣分	备注
仪容仪表 (5分)	护士服整洁,佩戴胸卡,无配饰	2		
	戴口罩	1		
	头发整齐	1		
	指甲整洁	1		
操作前 (20分)	评估患者(病情、意识状态、合作程度、排尿情况、膀胱充盈度、会阴及尿道口皮肤黏膜情况)	5		
	告知患者导尿的目的、方法、时间及注意事项,做好解释工作	3		
	病室环境准备:关闭门窗,遮挡患者,室温适宜	3		

续表

操作流程	技术操作要求	分值	扣分	备注
操作前 （20分）	评估治疗室环境安静、整洁	2		
	七步洗手法洗手	2		
	用物准备：医嘱执行单（PDA）、治疗车、一次性导尿包、一次性垫巾、手消毒液、管路标识	3		
	检查物品有效期	2		
操作中 （55分）	携用物至床旁，正确核对患者	2		
	协助患者脱下对侧裤腿盖于近侧腿上，对侧腿用被子盖好，取屈膝仰卧位，双腿外展，暴露外阴	3		注意保护隐私，注意保暖
	将一次性垫巾垫于臀下	2		
	打开一次性导尿包，将外层初步消毒治疗盘取出置于两腿间近外阴处	2		
	一手戴手套，将碘伏棉球从包装取出放入治疗盘中备用，另一手持无菌镊子进行消毒	5		消毒时注意动作轻柔，镊子勿接触到患者皮肤
	先依次消毒阴阜、对侧大阴唇、近侧大阴唇后，用戴手套侧手的拇指和示指持无菌纱布，分开大阴唇，再继续消毒对侧小阴唇、近侧小阴唇、尿道口向下至肛门	5		每消毒一个部位后更换一个碘伏棉球
	将手套翻转，并用手套内侧面接触用过的治疗盘，共同丢弃于医用垃圾桶中，消手	2		
	打开导尿包内层包装，在患者双腿内侧至臀下建立无菌区	3		铺巾时避免污染及跨越无菌区
	戴无菌手套后，将洞巾铺于患者身体上，洞巾开口处对准患者会阴部	3		
	将内层无菌盘置于近患者会阴处，合理取出并放置导尿管、碘伏棉球、石蜡油纱布	3		
	检测水囊完整性	2		
	将尿管与一次性尿袋紧密连接	2		
	使用石蜡油纱布润滑导尿管前段5~7cm	2		
	用左手拇指、示指分开小阴唇，一侧手指垫于洞巾上，另一侧手指垫于无菌纱布上，充分暴露尿道口后，左手保持不动，右手使用镊子夹取碘伏棉球再依次消毒尿道口、对侧小阴唇、近侧小阴唇、尿道口	5		同时丢弃消毒用的镊子及碘伏棉球，注意动作合理，避免污染无菌手套
	更换镊子，夹住导尿管前端，逐步沿尿道口向内插入尿管4~6cm，见尿后再插入7~10cm后，向水囊内注入液体10ml	5		避免气囊压迫尿道造成损伤

操作流程	技术操作要求	分值	扣分	备注
操作中 (55分)	向外轻拉导尿管,检查固定情况	2		
	用纱布擦拭外阴,撤除洞巾、导尿包废物、一次性垫巾,脱去手套	2		
	粘贴管路标识,注明置管日期、时间	3		
	协助患者整理衣裤、床单位,取舒适卧位	2		
操作后 (10分)	观察尿液的颜色、性质和尿量	2		为尿潴留患者导尿时,注意一次引流出的尿液量不能超过1 000ml
	整理用物	2		
	垃圾分类处理	2		
	七步洗手法洗手,做好记录	2		
	健康宣教	2		
综合评价 (5分)	操作规范熟练	2		
	按时完成(≤10min)	2		
	护患沟通有效,体现人文关怀	1		
理论提问 (5分)	1. 导尿的目的是什么? 2. 尿管应插入尿道多少厘米?	5		
总分 (100分)		100		
操作时长:		监考老师:		

十六、皮内注射技术操作考核评分标准

日期_____ 科室_____ 姓名_____ 分数_____

操作流程	技术操作要求	分值	扣分	备注
仪容仪表 (5分)	护士服整洁,无配饰,正确佩戴口罩	2		
	佩戴胸卡	1		
	头发整齐	1		
	指甲整洁	1		
操作前 (25分)	核对患者(两种以上方式)	1		
	知晓注射目的	2		药物过敏试验、预防接种、局部麻醉前驱步骤
	评估患者(病情、年龄、意识状态、合作程度、肢体活动度、有无药物过敏史、有无乙醇过敏史)	2		有药物过敏史不可以做药物过敏试验

续表

操作流程	技术操作要求	分值	扣分	备注
操作前 (25分)	评估注射部位皮肤情况(有无皮疹、瘢痕、淤青、感染、破溃)	2		预防接种在上臂三角肌外侧;过敏试验在前臂掌侧下1/3处;局部麻醉在选择麻醉处
	告知患者操作目的、操作方法	2		
	指导患者配合、协助患者排尿	1		
	治疗室环境安静、整洁	1		
	七步洗手法洗手	2		
	治疗室用物准备:PDA、治疗车、治疗盘、1ml一次性注射器、药液、棉签、皮肤消毒液、手套(必要时)、手表、手消毒液、无菌盘。(乙醇过敏者备0.9%氯化钠注射液)	2		有检查动作,统一说明均在有效期,不用向评委汇报
	检查各物品有效期	1		
	检查药品(除去外包装袋)	2		
	根据医嘱双人核对药品	2		
	检查注射器(活动针栓,检查针头有无倒勾、毛刺)	2		
	药液配制浓度正确	2		
	操作符合无菌原则	1		皮试液现用现配
操作中 (50分)	携用物至床旁,正确核对患者(两种以上方式),再次询问有无药物过敏史	5		药物过敏试验应将抢救物品备于床旁
	正确核对药品、注射签、PDA医嘱,PDA扫码执行	5		
	协助患者取舒适安全体位	1		
	必要时戴清洁手套	2		
	选择正确注射部位	3		
	皮肤消毒(直径≥5cm),待干时间充足	5		乙醇过敏患者可改用0.9%氯化钠注射液
	再次核对患者	5		
	排气方法正确	1		
	绷紧患者皮肤,针头斜面朝上与皮肤呈5°刺入皮内	4		
	待针尖斜面全部进入皮肤后,左手拇指固定注射器	2		
	右手推注药液0.1ml,形成皮丘,并显露毛孔	4		

续表

操作流程	技术操作要求	分值	扣分	备注
操作中 (50分)	拔针后再次核对患者信息	5		
	告知患者注意事项：勿按揉注射部位及周围皮肤；药物过敏试验患者20min内禁止离开病房，如出现皮肤瘙痒、胸闷、呼吸困难、咽喉不适及时通知医护人员	2		
	记录注射时间	1		
	操作过程遵守无菌原则	5		
操作后 (10分)	告知患者注意事项(健康宣教)	2		
	整理用物，垃圾分类处理	2		
	七步洗手方法正确	2		
	双人判定皮试结果并做好记录	2		
	巡视患者，观察有无过敏反应	2		
综合评价 (5分)	操作规范熟练	2		
	按时完成(≤10min)	2		
	护患沟通有效，体现人文关怀	1		
理论提问 (5分)	1. 皮试的部位如何选择？ 2. 如何判断青霉素皮试结果？	5		
总分 (100分)		100		
操作时长：		监考老师：		

十七、皮下注射技术操作考核评分标准

日期＿＿＿＿＿＿　　科室＿＿＿＿＿＿　　姓名＿＿＿＿＿＿　　分数＿＿＿＿＿＿

操作流程	技术操作要求	分值	扣分	备注
仪容仪表 (5分)	护士服整洁，无配饰，正确佩戴口罩	2		
	佩戴胸卡	1		
	头发整齐	1		
	指甲整洁	1		
操作前 (35分)	核对患者(两种以上方式)	1		
	知晓操作目的	2		
	评估患者(病情、年龄、意识状态、合作程度、注射侧肢体活动情况、既往过敏史)	2		
	评估穿刺部位皮肤情况	2		
	告知患者操作目的、操作方法	2		

续表

操作流程	技术操作要求	分值	扣分	备注
操作前 （35分）	指导患者配合、协助患者排尿	1		
	治疗室环境安静、整洁	1		
	七步洗手法洗手	2		
	治疗室用物准备：PDA，注射贴，治疗车，治疗盘、一次性注射器，药液，棉签，皮肤消毒液，手套（必要时），手消毒液，无菌盘	3		
	检查各物品有效期	2		
	检查药品（除去外包装袋）	2		
	根据医嘱双人核对药品	2		
	安瓿、药瓶消毒正确	2		
	无菌盘使用正确	2		
	检查注射器（活动针栓，检查针头有无倒勾、毛刺）	2		
	正确抽吸药液	4		无菌原则剂量准确
	正确粘贴注射标签	3		
操作中 （40分）	携用物至床旁，正确核对患者（两种以上方式）	2		
	协助患者取舒适安全体位	2		
	必要时戴清洁手套	1		
	选择好注射部位（长期注射者应轮换部位注射）	5		注射部位：上臂外侧、股外侧、上臂三角肌下缘、腹部
	正确核对药品、注射签、PDA医嘱，PDA扫码执行	2		
	消毒（直径≥5cm）	3		
	待干时间充足	2		
	排气方法正确	3		
	注射前再次核对	2		
	检查针头斜面向上，与皮肤呈30°~40°迅速进针，深度为刺入针头的2/3或1/2	5		
	回抽有无回血	2		
	固定针栓，注射速度均匀	2		
	拔针后根据药品种类进行正确按压	2		
	再次核对	2		
	协助患者取舒适体位	1		
	操作过程符合无菌原则	4		

续表

操作流程	技术操作要求	分值	扣分	备注
操作后 (10分)	告知患者注意事项(健康宣教)	3		
	垃圾分类处理	3		
	七步洗手方法正确	2		
	做好记录	2		
综合评价 (5分)	操作规范熟练	2		
	按时完成(≤10分钟)	2		
	护患沟通有效,体现人文关怀	1		
理论提问 (5分)	1. 皮下注射常用注射部位有哪些? 2. 皮下注射常用的注射深度是多少?	5		
总分 (100分)		100		
操作时长:		监考老师:		

十八、生命体征监测技术操作考核评分标准

日期_____ 科室_____ 姓名_____ 分数_____

操作流程	技术操作要求	分值	扣分	备注
仪容仪表 (5分)	护士服整洁,无配饰,正确佩戴口罩	2		
	佩戴胸卡	1		
	头发整齐	1		
	指甲整洁	1		
操作前 (15分)	核对患者(两种方式以上)	1		
	评估患者病情、年龄、性别、意识、合作程度、自理能力、生命体征基础值及治疗情况	3		
	询问30min内患者有无吸烟、热敷、进食冷、热饮、沐浴、情绪波动、剧烈活动等	2		
	测量部位肢体及皮肤情况	1		
	评估病室环境:安静整洁	1		
	告知患者操作目的、方法,指导患者配合	1		
	七步洗手法洗手	1		
	用物准备:治疗车、治疗盘、血压计(水银血压计或电子血压计)、水银体温计或电子体温计、手表、PDA、快速手消毒液、必要时准备听诊器	5		检查血压计、体温计、听诊器
操作中 (60分)	携物至床旁,正确核对患者信息(至少使用两种方式)	2		

续表

操作流程	技术操作要求			分值	扣分	备注
操作中 （60分）	协助患者取舒适卧位			2		
	测量体温	使用水银体温计	擦干腋下汗液	2		
			将体温计水银端置于患者腋窝深处，贴紧皮肤，曲臂过胸夹紧，避免脱落	4		
			10min后取出	2		
		使用电子体温计	打开电子体温计开关	2		
			将测量探头垂直对准患者（手腕内侧或额头）皮肤平整处	4		体温枪探头与皮肤距离3~5cm，测量处皮肤干燥无覆盖
			等待显示区显示体温数值	2		
		正确读取体温数值，记录		2		
	测量脉搏	协助患者采取舒适姿势，手臂轻松置于床上或桌上		2		
		护士以示、中、无名指指端按于桡动脉，力度适中，以能清楚触及脉搏为宜		4		
		计数30s，再乘以2。脉搏异常、危重患者需测量1min		4		
	测量呼吸	测量呼吸：护士在测量脉搏30s后仍保持把脉姿势		2		
		观察胸腹起伏，一起一伏为一次呼吸，测量30s，再乘以2		4		
	测量血压	协助患者采取坐位或者卧位，保持血压计零点、肱动脉与心脏同一水平		5		
		打开血压计开关，驱尽袖带内空气，平整地缠于患者上臂中部（松紧以能放入一指为宜，下缘距肘窝2~3cm）		5		
		使用水银血压计	保持视线与血压计刻度平行	3		
			戴上听诊器，将其膜面置于患者肱动脉搏动处，并固定	3		
			向袖带内打气至肱动脉搏动音消失再升高20~30mmHg	3		

续表

操作流程	技术操作要求			分值	扣分	备注
操作中 (60分)	测量血压	使用水银血压计	缓慢放气,当听到第一波动声时,汞柱所指示的刻度为收缩压(mmHg),继续放气,当波动声突然变弱或消失,汞柱所指示的刻度为舒张压(mmHg)	6		
		使用电子血压计	打开电子血压计开关,按下测量键	5		
			嘱患者手臂保持放松	5		
			等待测量完毕记录数值	5		
		测量完毕,解开袖带,排尽余气,关闭血压计		1		
		消毒手并及时记录测量数据		2		
	操作后核对患者,告知患者测量数值及注意事项			2		
操作后 (10分)	告知患者注意事项(健康宣教)			3		
	整理用物,垃圾分类处理			3		
	七步洗手方法正确			2		
	做好记录			2		
综合评价 (5分)	操作规范熟练			2		
	操作时间≤12min			2		
	护患沟通有效,体现人文关怀			1		
理论提问 (5分)	1. 测量腋温应注意什么? 2. 测量血压"四定"是什么?			5		
总分 (100分)				100		
操作时长:				监考老师:		

注:考核测量血压时,使用水银血压计和使用电子血压计择一进行考核,择一计分。

第六章

信息化护理教学

- -

第一节　信息化时代下的护理教学

一、信息化护理教学概述

（一）信息化护理教学的概念

信息化护理教学指以现代护理教育理念、护理管理理念等为指导，以信息技术为支持，应用现代教学方法的新护理教学体系。信息化护理教学主要包括教学资源、教学设计、信息化平台、信息化政策与标准4个核心要素。其中，教学资源是基础，教学设计是核心，信息化平台是工具，信息化政策与标准是保障。

采用信息化进行的护理教学具有数字化、网络化、多媒体化和智能信息化等技术特点，基本特征是开放、共享、交互、协作。护理教学中采用信息化带来了教育形式和学习方式的重大变革，促进了教育教学改革，对传统的教育思想、理念模式、内容和方法产生了巨大冲击。教育信息化是国家信息化的重要组成部分，对于更新教育思想和观念，深化教育改革，提高教育教学质量和效益，培养创新人才具有深远意义，是实现教育跨越式发展的必要选择。

（二）信息化教学的发展历程

> **发展历程**
>
> **信息化教学的发展历程**
>
> 1. 萌芽阶段　20世纪80年代开始，信息化教学开始萌芽。在此阶段，各种新技术媒体开始进入教育教学领域，包括投影、幻灯片、计算机辅助软件等。由于多媒体信息的丰富呈现，从而带动了信息化教学的浪潮。
>
> 2. 共享阶段　20世纪90年代，随着"信息高速公路"的兴建，提出了教育信息化的概念。在此阶段，教学资源在质和量上都有了显著提升。互联网上的教学资源开始共享进而促进了信息化教学。
>
> 3. 整合阶段　20世纪90年代后期，随着网络技术的迅速普及，信息化教学开始进入信息技术与课程深入整合的阶段。在此阶段，信息化教学转向建设一种集教学平台、教学资源、教学活动于一体的信息化教学环境。
>
> 4. 智能阶段　21世纪初，随着个性化推荐技术的成熟以及移动学习终端的普及，信息化教学开始向智能教学阶段开始发展。

（三）信息化护理教学的目的

1. 实现信息化教学　通过信息化技术和信息化思维,改革传统的教学模式,实现信息化教学和远程教学。

2. 实现信息化管理　在院校行政管理、后勤管理和教学管理上,运用现代信息化技术,实现行政、设备、后勤、教学等信息化管理及远程管理。

3. 培养信息化护理人才　信息化护理人才是指在护理领域能够掌握系统的现代信息知识和信息技术,能够对信息化各个要素进行研究、开发或应用信息化成果的人才。培养信息化人才,主要是培养信息技术研究和开发、信息化管理、信息技术应用的人才。

4. 构建现代远程教育和教育体系　网络技术的发展,使得教育信息化可以利用互联网作为基本平台,建立精品视频公开课、共享课等大规模在线课程,从而构建起现代远程教育平台,有效地形成终身学习体系。

（四）信息化护理教学的意义

1. 信息化是实现教育现代化的重要步骤　教育信息化是教育现代化的重要内容,是实现教育现代化的重要步骤。通过信息化的思维可以促进教育思想和教育观念的更新,同时,现代信息观念和信息技术,也可以促进教育的现代化发展,可以通过网络的优势,实现不受时间、地域的限制,达到跨越时空的全方位、全时程的教育。

2. 促进教育理论的发展　教育信息化是教育的一场重要变革,在这个过程中必将出现教育方式、教育管理、教学手段等许许多多的新思维、新方式和新问题,这些方式和问题需要去认识、去解决,在认识和解决这些方式和问题的过程中,将有效地激发新理论的发展和出现,从而有力地推动教育理论的发展。

3. 促进创新人才的培养信息化　促进创新人才的培养信息化的护理教学为素质教育、创新教育提供了环境、条件和保障,为培养护生的科学思维、科学方法和创新能力奠定了坚实的理论和实践基础。护生利用信息化资源、环境和方法,通过多媒体化、网络化等方式,获取更多的信息,实现发现学习、问题解决方法、创新学习,实现知识的探索和发现,这对创新人才的培养具有重要的意义。

4. 促进教育信息产业的发展　信息化教学的过程是信息技术、信息及其在教育中广泛应用的过程,在这个过程中必将极大地推动教育信息产业的发展。在护理院校全面地实施教育信息化,将为我国的护理教育产业发展提供一个极大的机遇。

（五）教育信息化对学校教育产生的变革

随着信息化教学的发展,信息化的工具和手段将对学校教育产生十分深刻的变革。学校教育中,教师、学生、教学设施是其基本的构成要素,随着信息化教育的深入展开,教师角色、学生的学习方式、教育手段的构成都会产生巨大的变化。

1. 教师角色的转变　相较于传统教育模式,信息化教育的广泛应用,学生可以通过各种途径,以各种方式进行自主学习。教师从知识的传递者转变为学习的组织者和协调者。信息化教学模式要求教师可以采用多种媒体、多种途径,以互联网为基础的多种技术对学生的学习活动进行教学、规划、指导,对各种学习活动进行组织和协调。

2. 学生的学习方式　从原来的被动接受知识变为主动汲取知识。信息化教育要求学生注重学习方法、思维方式和讨论方法的掌握,要求学生具备一定的自我学习能力。通过信息化教育,学生能够实现知识探索、自主学习、能力创新等能力。

3. 教育手段的变化　信息技术在学校中的广泛应用,是学校中教育手段产生了变化。

（1）教学资源的数字化：数字化的教学资源能够使教育实现信息化和网络化，才能实现教学资源交互性和检索性，使教学资源的使用超越地域的限制，实现资源共享。

（2）教学手段的网络化：为了满足教师和学生的教学和学习的需求，教学手段实现网络化，从而实现教学、学习资源平台共享。

（3）教学环境的信息化：信息化教学要求教学环境具备信息化，信息化环境需具备开放、共享、交互、协作等特点。

总之，教学的信息化发展要求教师和学生除了具备信息化思维、信息化学习方式，更要求掌握信息化教学方法等。

二、信息化教学资源

（一）信息化教学资源的概念

信息化教学资源主要是指信息技术环境下，能够在教与学过程中使用的人力、物力、财力等各种物质要素的总和，包括各种数字化媒体、课件、数字化教学资料、网络课程和各种知识等。

（二）信息化教学资源的分类

1. 按照学科角度分类　生理学、免疫学、有机化学、内科护理学、急诊护理学等。

2. 按照语言分类　中文、英文、日文等。

3. 按照资源角度　课件、教案、实验、操作等。

我国目前建设教育资源主要分为九大类，分别是：媒体素材、试题、试卷、课件、案例、文献资料、网络课件、常见问题解答、资源目录索引。这些教育资源经过信息化处理后，就可以成为信息化教学资源。

（三）信息化教学资源在教学中的意义

信息化教学资源在教学过程中的意义主要表现在学生接受教学信息更为一致，教学信息传递更加快捷和标准，教学活动更加生动有趣；信息化教学资源的应用能够有效提高教学效率和学习质量，有利于个别化教学、问题驱动教学和探究式教学，有利于任务驱动教学和小组讨论式教学，有利于远程教学和构建终身教育体系。

（四）信息化教学资源的作用

信息化教学资源是伴随着信息时代的技术发展而出现的，它的技术基础是网络与多媒体技术相结合的超媒体技术，在信息化教学中信息化教学资源已成为不可或缺的资源。

1. 文本资源的作用　文本资源可以向学习者展示一定的教育教学信息，也可获取其他有帮助的已知信息。文本资源使教学信息在提供者和接收者之间双向流动，加强了学习过程中的反馈速度和程度。

2. 图像资源的作用　图像资源可以给学习者提供较为直接的感性认识，也可以提供现实中无法见到的图像。主要作用包括提供感性材料、揭示变化特性、创设教学情境、美化教学环境等。

3. 音频资源的作用　音频资源不仅可以吸引学习者的注意力，还可以补充视觉信息。对于护理教育来讲，如心脏杂音、肺部啰音等可以通过音频资源很好的体现。

4. 视频资源的作用　视频资源有利于描述事物运动、作用机制、发生原理以及变化过程等，可以传递给学习者难以想象的情景。

（五）信息化教学资源的选择

在教学设计中,教学资源选择主要是教学内容表现形式、呈现方式的选择。从教学设计的一般过程可以看出,教学内容分析、学习者特征分析、学习目标分析、教学策略选择都在教学资源选择的前端。因此,这些因素也是信息化教学资源的选择依据。

三、信息化教学给护理教育带来的影响和挑战

（一）信息化教学给护理教育带来的影响

1. 对教师教学过程的影响　对教师而言,信息技术为教学提供了丰富多彩的教育环境和有力的教学工具,使教学方式突破了单一性和封闭性,逐渐走向多样化和综合化。与传统的教学方式相比,信息技术支持下的教学方式转变是全方位的,也是深层次的,主要体现在教学情景、教学结构、教学媒介和教学评价等几个方面。

（1）教学情境的改变:信息化的发展为护理教育提供了便利的条件和资源。教师可以利用人工智能、仿真技术、虚拟现实技术创设或模拟真实的教学情境与活动,利用虚拟教室、虚拟社区等技术提供有效的学习支持服务,以同步或异步的方式当学生学习的组织者和指导者,实现个性化的教学,促进学生创新精神和实践能力的培养。

（2）教学结构的改变:教学结构是教学系统中各个要素之间相互联系与相互作用的具体体现。传统教学方式一直局限于"讲解-接受"的方式,教师处于教学中的主导地位和中心地位,教学目标的确定,教学活动的涉及和教学过程的安排都是由教师决定并围绕教师展开的,学生只能被动地接受知识。信息化技术的介入,变革了传统的"以教师为中心"的教学结构,构建了新型的"主导-主体"相结合的新型教学结构,主张同时关注学生的主体地位和教师的主导作用。

（3）教学媒介的改变:传统教学主要以教材、黑板等为教学媒介,虽然有利于显性知识和系统知识的传承,但却阻碍了学生学习能力及创新能力的培养。对于护理等实用性强的学科教育,在信息环境的支持下,教师可以利用信息化教学资源,让教学内容的呈现集"声、色、画、乐"于一体,创作出形象化的学习内容和学习资源。教学媒介的改变极大地丰富和增强教学内容的表现力和感染力,帮助学生主动完成知识的意义构建。

（4）教学评价的改变:传统的教学评价标准相对固定和统一,关注重点往往是评价学习的结果。而信息化教学评价较为灵活,可以将学生在课堂上的表现、学生应用知识的能力、学生的个性化学习活动过程中的表现等都列入教学评价中。因此,在信息化教学中,评价存在于教学过程中的每一个环节,是基于教学过程并指向学习结果的,对教学方式的改变有着重要的作用。

2. 对学生学习过程的影响　信息技术支持下的学习过程是由一系列信息化环境下的学习活动所构成的。其中,在各种数字化学习资源的支持下,学生可以分别于教师、同学、学习环境等进行交互,并可以在交互过程中实现预定的学习目标。

（1）学习内容:信息化环境下的学习内容是分布式地存在于整个学习空间和知识空间的,加上多媒体技术的支持,学生不仅可以自主选择学习内容,还可以选择学习主题,享受学习内容选择上的自主性和灵活性。与此同时,信息化环境下有着丰富的拓展学习资源,学生在完成基础学习资源后可以拓展学习内容的深度与广度。

（2）学习时间:在信息化教学模式下,学习在时间维度上呈现出间断的离散型特点。传统教学的授课时间比较集中统一,学生只能在规定的时间内进行学习。但在信息技术营造

的学习环境中,学生可以突破时间限制,结合自己的实际情况,个性化地安排自己的学习时间。同时,学生可以利用自己碎片化时间进行学习,提高学习效率。

（3）学习空间:信息化环境突破了传统教室的物理空间局限,将学习空间以分布式地方式置于一个超越了传统课堂便捷的开放性空间场所内。学生可以通过虚拟和现实两个世界所营造的更加"真实"的学习情境,达到对问题的深刻理解和对知识的深层次掌握与运用。

信息化环境给教学过程带来了方方面面的改变。在信息化环境下,学习的内容和实践更具有自主性,学生可以自定步调、自主控制学习进程以满足自己个性化的学习需求。除此之外,信息化教学让课后练习、测试、沟通方式等更具有多样性,让学习支持服务更加便捷化,在激发学生学习兴趣的同时也为学生的碎片化学习、终身学习提供了可能。

（二）信息化时代给教学带来的挑战

1. 角色转换　进入信息化教育时代以来,学生不再是被动接受知识的机器,而成为知识学习的主人。因此教师必须及时转变教育观念,应用互动式教学模式,不但要讲解丰富的科学技术,而且也要教给学生正确的学习方法,从而主动投入到学习活动中。信息化时代的教育要求传授给学生大量的有效信息,因此要求教师必须具备整合教学内容与教育信息资源的能力,同时还需善于创建合理的学习情境,激发学生的学习兴趣,使每一名学生都能发挥自身潜力。在过去较长时期内,教师应用国家统一教材进行授课,随着信息化教育时代的到来,人们接收的信息数量不断增多,要求教师要善于促进每一名学生的健康成长,要充分利用各种现代化教学手段,要敢于在实际教学中不断创新。

2. 创新型人才培养　合理利用教育有利于发展学生的创造性思维、帮助学生形成健全人格,提高学生的社会责任感,帮助学生形成良好的学习习惯,只有及时建设各种教育平台、转变教育理念,才能为护理专业培养大量的创新型人才。在信息化教育时代,要求教师及时掌握各种信息化教育手段,早日成长为一名优秀的创新型教师,才能提高教育教学水平。

相对于传统教学,信息化教学体现了对教师教学能力的要求,即除了要求教师具备现代教育与现代学习理念外,还需具备教学设计、教学实施、教学监控、教学能力及终身学习等能力,更需要具备较高的信息素养、整合能力与教学反思能力等。

事实上,教师利用信息化进行教学已成为必然趋势。特别是随着"互联网+"概念的不断深入,各种信息化教学资源、技术、平台及应用已经日趋成熟。教师作为教学信息化的主要实施者负责通过信息的流动把学生、教学内容、教学方式等要素结合在一起,从而使教学过程得以完成。

四、信息化环境下的护理教学

信息化环境下的教学设计需要改变传统以教师为主导的讲授型教学、单学科和脱离情景的封闭型教学、学习环境单一等缺陷,使得教学活动更为多样化,教学内容更为丰富,这是信息化环境下教师应该具备的基本素质,也是信息化教学的关键所在。

（一）信息化教学设计步骤

教学设计是根据课程标准的要求和教学对象的特点,将教学的诸多要素有序安排,确定合适的教学方案、设想和计划,其中教学基本要素为学生、教学目标、教学策略和教学评价。在信息化环境下的教学设计过程中,教师可以根据实际教学情境的需要和学生的特点确定合理的教学目标,选择适当的教学策略、教学方法,制作相应的信息化教学资源并创造良好的信息化教学环境,然后依据合理的教学评价方案,制订实施系列教学活动的方案。

1. 分析学习需求　学习需求是指学生的学习期望值与学生实际状况之间的差距。例如,护理学生在临床实习过程中,掌握的理论知识不足以完成临床工作的需要,因而就形成了一种"学习需求"。因此,进行学习需求分析的实质就是找出学生的预期学习需求,一般可使用以下两种方法来分析:

(1) 内部参照需求分析法:将学生所在组织结构所确定的目标与学生的现状相比较,找出两者的差距,从而鉴别学习需要的一种方法。

(2) 外部参照需求分析法:将学生的学习现状与外界社会所提出的要求相比较,找出两者差距,从而了解学习需求的一种分析方法。

教学活动归根到底是为学生的学习目的服务的,因此合理的学习需求分析,可以提高学生的学习兴趣,促进他们对知识的理解、消化和吸收,从而实现知识的记忆。

2. 分析学生及学习内容

(1) 分析学生:在教学活动中,教学内容的选择、教学策略的制订等都是为了尽量满足学生的学习需求。因此,教学内容的安排还应当考虑学生的实际状况,从而进行合理的安排和选择。

(2) 分析学习内容:学习内容分析是根据总的教学目标,去规定学习内容的范围和深度,并揭示出学习内容中各个组成部分之间的联系,以实现教学效果的最优化。主要着力去分析解决"学什么"和"怎么学"这两方面的问题。

总之,良好的学习内容设计可以消除学生知识水平与期望之间的差距等方面。

3. 阐述教学目标　教学目标可以分为知识与技能、过程与方法、情感态度与价值观方面,构建了课程的"三维目标"体系,即认知目标、能力目标和情感目标。信息化环境下的教学模式是以学生为中心的学习模式,学生必须熟练掌握更多的技能和思维以应对信息化环境下的教学模式改变。

(1) 制订教学策略:教学策略是为了实现教学目标而制订的,它包括合理组织教学过程,选择具体的教学方法和材料,制订教师与学生所遵守的教学行为等。教学策略不同于教学设计或教学方法,是教师在教学活动中整体性把握和推进教学过程的措施。教师在制订、选择、应用教学策略时,要从教学活动的全过程入手,要兼顾教学目标、任务、内容、学生的现状和现有的教学资源等因素,灵活地采取相应措施,以保证教学的有效进行。

(2) 制作教学资源:信息化教学资源不同于传统的教学资源,其往往适宜于特定的平台,如课程网站、虚拟实验平台、手机应用 APP 等。信息化教学资源制作是信息化教学设计过程中的重要环节,是教师开展教学任务的基础。

目前,信息化教学资源充足且丰富,但是对于教师选择的特定的教学主题来说,绝大部分教学资源并非可以直接应用,可能需要经过二次开发完善后才能利用。所以,具备对教学资源的设计与制作能力是教师所必须具备的能力。

(3) 教学评价:教学评价是指以教学目标为依据,制订科学的标准,运用科学的方法和手段,对教学活动的过程及结果进行测定衡量,并给予加值判断。教学评价的最终目的是评定学生通过学习是否达到预期的目标,并通过反馈,发现教学中存在的问题,为今后的教学活动做出决策。

（二）信息化教学模式

1. 信息化教学模式的定义　信息化教学模式是指根据信息的传递方式和学生对知识信息加工的心理过程,充分利用信息化教学手段,在教师的组织与指导下,发挥学生的主动性、积极性、创造性的教学活动结构框架和活动程序。其主要特点是以学生为中心，在教师所创设的情景中充分发挥学生自身的主动性与积极性，对当前所学的知识进行意义构建，以达到学以致用的教学目标。

2. 信息化教学模式的分类

（1）按教学平台可分为：基于课程网站的教学模式、基于微信平台的教学模式、基于移动 APP 的教学模式等。

（2）按教学资源可分为：基于问题的教学、基于案例的教学、基于资源的学习等。

（3）按教学方法可分为：基于翻转课堂的教学、基于移动学习模式的教学、基于网络的探讨式教学等。

（4）按教学环节可分为：操作与练习、教学模拟、教学游戏、虚拟现实教学等。

（5）常用的信息化教学模式：依托信息化教学平台的不同、信息化教学手段的不同，可开展多样化的教学模式，常用的信息化教学模式包括基于交互式电子白板的教学模式、基于网络课程的教学模式、基于翻转课堂的教学模式、面向协同学习的教学模式、基于移动教学的教学模式、基于微信学习的教学模式和基于社会性软件的教学模式等。这些教学模式各有特点与优势，可以应用在不同的教学场景中。但是，无论运用哪种教学模式，都应该强调以学生为中心，以及情境与协作学习的重要作用。

（三）基于交互式电子白板的教学设计实例

"疼痛"概念介绍的教学设计

1. 教学内容分析　疼痛是伴随着现存的或潜在的组织损伤而产生的一种令人不快的感觉和情绪上的感受，是机体对有害刺激的一种保护性防御反应。由于影响疼痛的因素众多，所以难以让学生全面理解疼痛的概念。对于疼痛的概念及发生机制，可以采用视频播放，以加深学生对"疼痛"的印象和理解。一方面可以让学生通过视频对疼痛的概念有初步了解，使他们能够理解疼痛；另一方面可以让学生通过作用机制联想疼痛，从而重视患者的疼痛。

2. 学生分析　学习对象主要以护理学本科生为主，也包括选修课程的医学学生及护理学专科生。分析同学具有一定的医学知识基础，但对于知识理解的程度参差不齐；对于选修同学来讲，难以集中注意力，所以教师需要充分考虑学生情况。可以通过现实中具体的例子，用生动、具体、简明的语言来吸引学生的注意力，并加以渗透疼痛的发生机制等内容。

3. 教学目标分析

（1）掌握疼痛的概念。

（2）熟悉疼痛的发生机制。

4. 教学重点与难点　疼痛的发生机制的理解。

5. 教学过程设计　本次教学设计是基于交互式双轨电子白板的疼痛教学，能让两张幻灯片同时投影在两个白板上。例如，在讲解疼痛的概念时，我们可以在一块白板上固定有疼痛定义的幻灯片，而在另一块白板上播放相应的视频。这样，学生在观看视频时可以随时看到概念这部分内容，以加深对概念的理解。

随着信息化教学模式的日趋成熟，未来的教学和学习方式必将更加智能化、多元化、个性化和社交化，从而打破学校教育与社会教育、正式学习与非正式学习之间的壁垒，为学生的终身学习提供服务。

思考与探索：

1. 信息化教学对教育带来的影响有哪些？
2. 信息化环境下的教学模式有哪些？

第二节 打造线上+线下混合式"金课"

一、以微课为媒介的护理教学

（一）微课的概念

微课（micro-lecture）是"微型视频网络课程"的简称，它是以微型教学视频为主要载体，针对某个学科知识点（如重点、考点等）或教学环节（如学习主题、学习目标等）而设计开发的一种情景化、支持多种学习方式的在线视频课程。"微课"的核心组成内容是课堂教学视频，同时还包含与该教学主题相关的教学设计、素材课件、教学反思、联系测试及学生反馈、教师点评等辅助性教学资源，它们以一定的组织关系和呈现方式共同"营造"了一个半结构化、主题化的资源单元应用"小环境"。因此，"微课"既有别于传统单一资源类型的教学课例、教学课件、教学设计、教学反思等教学资源，又是在其基础上继承和发展起来的一种新型教学资源。

（二）微课的起源

1993 年，北爱荷华大学（University of Northern Iowa）的有机化学教授 McGrew 首次提出"60 秒课程"，以这种极简的课程形式讲解化学知识，催生了微课的萌芽。在我国，胡铁生于2001 年首次提出了微课的概念，并对微课资源库的涉及开发等一系列的时间研究进行总结。2014 年之后，微课在我国国内广为传播，各级教育主管部门和学校都开展了大量的培训，掀起了微课应用的高潮，部分高校将微课作为常态化的教学方式加以应用。

（三）微课的特点

微课以其简单高效、资源容量小、教学生动有趣等特点，将学习者的注意力短时间内有效集中，完成知识构建。同时，微课以多种媒介作为传播途径，使学习者通过手机、平板电脑等及时获得轻松愉悦的学习体验。这种新颖的教学方式现已广泛应用于高效专业教学过程中。微课是以阐释某一知识点为目标，以学习或教学应用为目的的教学视频。一般认为，微课具有以下特征：

1. 教学时间较短 微课以短小精悍的视频为主要载体，时长通常在 5 分钟以内，简短高效，具有较强的针对性，着重解决教学活动中的某个难点或重点。这种微视频的学习方式，符合学习者的心理特点，不会给其视觉驻留带来任何消极影响，降低了学习者的认知负荷，体现了以学习者为中心的设计理念。同时，学习内容的即时传输，使学习互动性、时效性更强。

2. 知识细化 微课的基本要求是提炼内容，教师重在对知识点进行解析，优质的微课需要具有启发性。微课的教学内容需要更加聚焦，从而让学习者将注意力集中在突出的主题上，便于学习者理解和掌握。

3. 主题突出 一节微课阐述一个主题或问题。阐述的问题来源于教育教学具体实践中的具体问题：或是生活思考，或是教学反思，或是难点突破，或是重点强调，或是学习策略、教学方法、教育教学观点等具体的、真实的、自己或与同伴可以解决的问题。

4. 形式多样 微课内容的形式可以基于图文、幻灯片、视频、多媒体等,多样的微课形式便于教学实践灵活选择。微课资源容量相对较小,能够在不同的终端实现,使知识的获得更加快捷,应用更加广泛。

(四) 微课的类型

1. 按照教学方法分类

(1) 讲授型:适用于教师运用口头语言向学生传授知识(如病历汇报、解释概念、论证原理、阐明理论等)。这是教学中最常见、最主要的一种微课类型。

(2) 问答型:适用于教师按一定的教学要求向学生提出问题,要求学生回答,并通过问答的形式来引导学生获取或巩固检查知识。

(3) 启发型:适用于教师在教学过程中根据教学任务和学习的客观规律,从学生的实际出发,采用多种方式,以启发学生的思维为核心,调动学生的学习主动性和积极性,促使他们生动活泼地学习。

(4) 讨论型:适用于在教师指导下,由全班或小组围绕某一种中心问题通过发表各自意见和看法,共同研讨,相互启发,集思广益地进行学习。

(5) 演示型:适用于教师在课堂教学时,把实物或直观教具展示给学生看,或者作示范性的实验,或通过现代教学手段,通过实际观察获得感性知识以说明和印证所传授知识。该形式在护理学教育中应用广泛。

(6) 练习型:适用于学生在教师的指导下,依靠自觉的控制和校正,反复地完成一定动作或活动方式,借以形成技能、技巧或行为习惯。

(7) 实验型:适用于学生在教师的指导下,使用一定的设备和材料,通过控制条件的操作过程,引起实验对象的某些变化,从观察这些现象的变化中获取新知识或验证知识。

(8) 表演型:适用于在教师的引导下,组织学生对教学内容进行戏剧化的模仿表演和再现,以达到学习交流和娱乐的目的,促进审美感受和提高学习兴趣。一般分为教师的示范表演和学生的自我表演两种。

(9) 自主学习型:适用于以学生作为学习的主体,通过学生独立的分析、探索、实践、质疑、创造等方法来实现学习目标。

(10) 合作学习型:合作学习(collaborative learning)是一种通过小组或团队的形式组织学生进行学习的一种策略。

(11) 探究学习型:适用于学生在主动参与的前提下,根据自己的猜想或假设,运用科学的方法对问题进行研究,在研究过程中获得创新实践能力、获得思维发展,自主构建知识体系的一种学习方式。

2. 按照传递方式分类

(1) 讲授型:针对学习内容的重点、难点等,以讲授为主,授课形式多样化。

(2) 答疑型:针对学科教学中疑难性的、代表性的和普遍性的问题进行归纳、总结、分析或解答。

(3) 实验型:针对可进行实验活动的学科(如生物、有机化学等),可进行实验型微课设计、演示等,具有较强交互性。

(4) 活动型:因国内外教育学者对教育理论的深入研究,可以使用微课形式根据新型的教学活动、教学任务等进行思考、探讨、讨论等。

3. 按教学环节分类 ①课前预期类;②新课导入类;③知识理解类;④练习巩固类;

⑤拓展探究类。

（五）微课的设计与开发

微课的设计应具备完成的教学设计方案。其制作可以从内容选择、教学活动安排、教学反思 3 个方面着手。微课的目的是将传统教学方法无法形象传授的内容以视频化的方式展示给学生，从而加深学生对知识的理解和记忆，因此要求微课制作要有一定的表现力和感染力。有效利用信息技术，适当地加入图像、动画、视频等可以提高微课的可视化效果。

针对微课的特点，依据教学设计过程的一般模式，可以将微课设计分为选择微课主题、分析微课内容、分析学习者特征、确定教学目标和制订教学策略五个方面。

1. 选择微课主题　微课的选题可以针对一个知识点或问题，选题范围可以是教学中的重点、难点、有助于学习者理解与巩固或扩展的学习内容、实用性强的内容等。

2. 分析教学内容　微课的教学内容分析是对学习者使用微视频进行学习时的初始能力变化为微课设计者希望学习者达到的重点能力所需要的先决知识和技能、态度、行为和经验等及其上下、左右关系进行详细剖析的过程。教学内容分析有助于确定学习内容的深度、广度及呈现方式。首先，教学内容需要适当、正确，且无科学性错误。其次，教学内容要精炼、紧凑，且逻辑清晰，避免不相关的内容；最后，微课内容要联系学生实际，以便更好地促进教学目标的实现。

3. 分析学习者特征　微课主要是为学习者自主学习而服务的，有学科、学段的区别，所以教学目标及教学内容应当适应学习者的学习能力和认知发展水平，同时还应该针对不同水平的学习者做出不同的教学改变，进行个性化教学。

4. 确定教学目标　微课中的教学目标应该明确具体，重难点突出，并应向学习者呈现出所要学习的主要知识点或主要问题，以引起学习者的注意。在微课教学中，教师可以通过各种形式的教学活动来引导学生确认教学目标。

5. 制订教学策略　微课教学策略的制订涉及组织、教学活动与教学顺序的设置、教学每天的选择及教学的组织形式。与传统教学模式或网络教学模式相比，微课教学缺少和学习者的交流与互动，所以在制订教学策略时，应始终注意吸引学生的注意力。

（六）微课在护理教学中的应用

微课为开放性和终身性教育提供了有效的学习资源，也为学生自主学习提供了良好的基础。基于微课视频在护理教育中的应用，形成了学生自主学习与教师翻转课堂教学相结合的教学方法。应用微课，学生可自主安排学习活动，在课前通过预习浏览微课视频，熟悉课程重难点内容。课堂中，学生通过小组学习和协作学习等形式来完成对所学知识的理解和吸收，教师侧重分析和总结学习内容的重难点，解决学生中普遍存在的问题。课后，教师对学生学习效果进行调查，了解其学习动态和对课程的满意程度，通过学生的反馈信息及时调整教学方法。

1. 微课在护理课堂学习中的应用　微课的出现可以避免护理教学过程中存在的知识点抽象、难以理解与记忆以及学习资源匮乏等问题。微课学习符合当代学生的认知习惯，在充分了解学生已具备知识、经验和能力的基础上，进行微课的设计与开发，可以降低认知负荷，增加学生的积极性，提高学习效率。

2. 微课在护理技能操作教学中的应用　护理学是一门实践性很强的学科，护理实践是护理教育的重要组成部分，是培养学生临床能力的重要环节，也是理论联系实际的重要桥梁。传统教学中，教师操作示范后，因操作流程及细节内容较多，短时间内学生很难全部理解、记忆，难以达到理想的学习效果。通过设计制作微课视频，以形象生动的教学形式，充分调动学生的自主学习积极性。微课改变了传统教学在实验室中学习的方式，将知识点以视频和动画等方式呈现给学生，在课前预习、课中培训以及课后巩固中反复学习，从而加深学生的理解与记忆。

3. 微课在临床实习带教中的应用　临床实习是学校教育的深化，是学生将理论知识和操作技能转化为工作能力的过程，对稳定学生专业思想及提高临床操作能力具有深远影响。将微课引入临床实习教学，由带教教师根据实习目标和各项护理技能的操作特点录制微课视频，从而形成丰富的微课视频资源库，教师进行操作指导后，学生可自行学习，提高学习效果。与学校内的课堂教学不同，临床教学更注重实践性操作，在课程的设置和制作上需要考虑情景、流程标准及视频制作技巧等方面。

基于微课的教学模式对学生理论知识掌握、临床技能和自主学习能力的提高均有积极影响。微课的出现解决了护理专业实践性强、知识点抽象不易理解、临床带教人员不足等问题，其在辅助传统教学中，提高了教学质量。未来，应进一步探讨微课在教学中的应用模式，扩展微课应用对象，制订对微课质量和应用效果的客观性评价指标。

二、以慕课为媒介的护理教学

1. 慕课的起源　2012 年，一场由哈佛大学、斯坦福大学、麻省理工学院等世界名校掀起的教育风暴——"慕课(MOOC)"震动了整个高等教育界，唤起了人们对教育模式的重新审视，标志着教育开始真正走出工业文明，步入信息时代。

在国内，2014 年教育部成立了在线教育研究中心，并开始推广 MOOC 模式。MOOC 由此在国内脱离了等同于公开课的认知，走向多元化发展。例如，互联网企业网易、清华大学堂在线综合服务平台等纷纷涌入 MOOC 平台的建设大潮中。

2. 慕课的概念　慕课(massive open online course，MOOC)翻译为"大规模开放在线课程"或"大规模网络公开课"，是"互联网+教育"的产物。

MOOC 与视频公开课的不同，具体表现在以下几个方面：

(1) MOOC 具有互动性与海量参与者：视频公开课基本上没有师生或学习者之间的活动，学习过程是一个单纯视频观看过程。而 MOOC 不只单向地接收信息，更有教与学双向互动及学习者之间的交流，它的互动性还体现在学生成绩的互评方面。MOOC 还是一种拥有海量参与者的巨型课程，它的呈现与互动方式是针对大规模人群设计的，可容纳上千人同时学习，注册同一课程的学生可以通过加入当地的学习小组或者在线论坛等方式进行交流、学习。

(2) MOOC 视频微课程化：视频公开课通常时间为十几分钟甚至一两个小时。这对于时间有限或注意力不集中的学习者来说很难完成。而 MOOC 的视频大多在 10~20 分钟内，考虑到了大多数人的学习能力，同时还有利于学习者利用碎片化时间进行学习。

(3) MOOC 具有完整的教学过程：视频公开课是一个自学过程，可以自由安排。而 MOOC 有固定的课程时间，其课程教学资源的发布也有具体规划，在学习后，会有作业与考试环节。

3. 慕课的特点

(1) 自主性：学生可以自主地选择学习的时间、地点、方式及学习的内容。学习者可以根据自己的兴趣、时间，选择和安排学习的内容和方式，学生具有较大的自主性和灵活性，积极性和主动性也能够充分调动起来。

（2）多样性：慕课课程的多样性不仅仅指学习内容的多样性，还可以是政治、经济、人文等多种知识的交流与互动；也包含了学习者的多样性，可以来自不同国家、地区和民族，具有着不同的教育背景和文化传统。慕课的多样性能够最大化地构建慕课课程知识和信息网络，使学习者获得更多的知识。

（3）开放性：来自世界各地的学习者，不论学历、文化等因素的差异都可以参与学习、交流和讨论，这种方式有助于保证信息通过网络的自由流动，鼓励知识成果的分享并能促进知识的创造。

（4）连接性：传统的教学课程呈现"教师-学生"的单线式连接方式。慕课课程中，数量众多的学习者的知识交互作用，使得整个学习过程形成复杂多变的网络性链接结构。

三、以翻转课堂为媒介的护理教学

（一）翻转课堂的定义

翻转课堂（flipped classroom），又称为"颠倒课堂"，是指教师借助微型教学视频让学生利用网络提前学习新课程，辅以在线作业、在线检测和网上社区研讨来帮助学生发现学习问题，然后师生在课堂中共同研究学习问题，以达到对教材内容深入掌握的一种混合式课堂教学模式。在该模式下，学生在课前完成知识的学习，而课堂变成了教师与学生之间、学生与学生之间互动的场所，包括答疑解惑、知识的运用等，通过这个过程，学生完成知识的巩固和应用，从而达到更好的教育效果。

翻转课堂的核心理念是课堂由教师主导的"先教后学"向学生主导的"先学后教"翻转。教师角色由传统的知识传授者向学习活动的参与者、引导者和合作者转变；由传统的教学支配者、控制者向学生的组织者、促进者和指导者转变。只有课堂的翻转才能真正实现教师角色转变。课堂翻转与其说是课堂教学方式的反转，不如说是教师的教育观念的翻转和升华。

（二）翻转课堂发展历程

翻转课堂使教学流程由"先教后学"转变为"先学后教"，实现了教学流程的逆序创新。下面简要回顾发展课堂的发展历程。

历史回顾

翻转课堂的发展历程

1990年，哈佛大学的物理教授埃里克创立了同伴互助教学法。他的教学法是分步骤开展学习活动，首先是为学习者传递知识，然后是吸收和消化知识。

2000年，在第11届大学教学国际会议上，贝克提交了论文《课堂翻转：使用网络课程管理工具（让教师）成为学习的指导》。教师通过网络为学习者布置家庭作业，并通过使用网络和课程管理工具与学习者实现互动。

同年，美国迈阿密大学莫里和格兰教授在讲授《经济学入门》时，对"翻转课堂"做了简要介绍。

2007年，杰里米在博士论文《翻转课堂在学习环境中的效果》中，讲述了翻转课堂会颠覆大学课堂的模式。

2011年，美国的萨尔曼·可汗在网上创建了他的可汗学院，翻转课堂开始成为了一项研究热点，被越来越多的学习者和老师知晓，并开拓了全球教育的 种新模式。

（三）翻转课堂的主要特征

翻转课堂实质上是一种教学形态的翻转,教学形态是基于不同的教学理念、教学方式和学习方式而产生的教学表现形式,主要包括教学主题、教学资源、教学载体和教学过程四个方面。作为一种新的教学形态,翻转课堂的主要特征体现在信息技术应用下教学形态的各个变化上。

1. 教学主体的多元、动态和协商。

2. 教学资源的集成、全面和共享。

3. 教学载体的创新、高效和立体。

4. 教学过程的自主、灵活和可控。

（四）翻转课堂教学模式下的教学设计

翻转课堂教学模式的教学设计流程一般分为课前环节和课中环节两个部分:

1. 课前环节

（1）教师根据学生要学习的内容,上传课件资料到云平台供学生学习。实际教学中可以将学习资源分为基础资源和拓展资源两个级别,为不同基础的学生准备。资源准备完成后,教师要在讲课前将学习任务明确地告知学生,并在学生自学完毕后,统计学生的问题,及时了解学生的自学情况。

1）学生完成课下自主学习。学生要了解教学任务以及教学目标,在完成基础资源内容后,可根据自己的能力完成拓展资源。

2）教师根据学生的学习状况和知识掌握程度以及学生学习过程中遇到的疑难问题,准备上课所需要的课件。

2. 课中环节

（1）教师设计教学活动帮助学生完成知识的内化,解决学生在课前学习时遇到的问题,巩固所学知识。

（2）进行学习成果交流。教师针对课程中的重点问题与重点知识进行集中讲授,并对整节课的知识进行系统化梳理以及对学习过程进行总结。

（3）进行反馈评价。教师要从各个角度对课程进行整体评价,重视评价的多元性和公平性,以激励为主。之后教师可以引导学生进行课后复习。同时,教师应注意引导学生培养积极探索以及交流协作的精神,潜移默化地提高学生的自学能力和解决问题的能力。

（五）翻转课堂教学设计的内容和步骤

翻转课堂教学设计的内容主要包括课前知识获取和课堂知识内化两部分。其主要包含以下七个步骤:

1. 确定教学目标　教学是促使学习者朝着目标所规定的方向产生变化的过程。教学目标是否明确、具体和规范,直接影响到教学能否沿着预定的、正确的方向进行。因此,在教学设计中,首先要分析并确定教学目标。

2. 分析学习者特征　教学设计的目的是为了促进学习者学习。在设计时必须考虑学习者的哪些因素或特征会影响他们的学习过程和结果,这样才能设计出符合学习者特点的个性化课堂方案,使方案具有针对性和实用性。学习者特征分析主要是了解学生的原有知识水平、心理水平及学习风格等。

3. 选定教学内容,设计教学资源　通过对教学目标和学生原有知识水平的分析,学生起始能力和重点能力之间的差距就可以确定,接下来教师就应该设计合适的教学资源供学生学习,以填补学生学习前后的差距,达到既定的教学目标。

4. 设计自主学习环境,支持学生课下学习过程 翻转课堂中学生获取新知识的主要渠道是其课下的自主学习过程,因此有必要对其自主学习的环境进行设计,支撑学生顺利完成课下的知识获取。

5. 课前学习效果评价设计 教师以教学目标为依据,设计一些题目,供学生学习视频后完成,并运用一切有效的技术手段,对学生的学习活动过程及结果进行测量,给予加值判断,以检测其知识掌握的程度。

6. 课堂探究情景设计 教师根据学生课前知识的获取成果,设计有探究意义的问题情境,供学生在课堂上探究学习,以促进其知识的内化过程。

7. 学习成果交流展示设计 设计成果交流展示活动,促使学生将自己的探究结果及在探究过程中收获的新的知识与同学进行交流,实现思想的碰撞与升华。

第三节 信息化课程的实际应用

一、信息化课程的教学流程

信息化课程的开展,不同于传统的教学课程,其需要运用多种教学方法,按照教学设计思路,以学生为中心,充分、恰当地利用现代信息技术和信息资源,科学地安排教学过程的各个环节和要素,以实现教学过程的合理化和最优化。

(一)教学基本原则

在信息化课程教学中,要充分利用信息技术手段进行基于资源、基于知识重构、基于合作与探究、基于问题解决等方面的学习,使学习者在资源丰富的情境中重构知识。主要遵循以下五条基本原则:

1. 以学习为中心原则 以学习为中心,注重学习者学习能力的培养。在信息化教学中,教师不再作为"传授专家"的角色,而是通过协助学生获得、理解大量的信息,助其重构知识,从而促进他们的学习,并内化为解决实际问题的能力。

2. 共享信息资源原则 信息化教学是在充分利用多种数字化教学共享资源来支持学习。教师在进行信息化教学设计时,要考虑什么样的学习材料有利于启发学生自己探究和知识重构,研究什么样的情景有利于他们充分展开讨论,认知水平能够得到升华。

3. 任务驱动原则 指以师生讨论为载体、以贯彻问题设计为引线、以学生自主和分组协作相结合为具体实施方式进行的教学。信息化课程教学的核心是问题设计。一般情况是首先创设问题情境,形成自主学习的任务,通过学习者合作解决真实性问题,使学习者能够批判性地学习新的思想和知识,做出决策并最终解决问题。

4. 合作与探究原则 要求教师在教学中创设类似于学术研究的情境,学生通过合作,发现问题,通过小组实验、操作、调查、收集与处理信息,在讨论与交流的基础上获得知识,培养能力发展情感与态度,特别是发展探索精神、科学思维、科学方法与创新能力。

5. 效果评价原则 调动学生的主观能动性,使学生有意识、有兴趣参加课程活动。评价要特别注重教师和学生的积极参与,通过评价激起学生的参与性,让学生在课程教学中体会成功与认可的感觉。

（二）教学流程

信息化课程教学包括教学计划的设计、执行和教学活动的评价与反馈。一般来说信息化课程的教学没有固定的模式，除了应了解有关的基本原理和方法外，主要是通过案例学习来模仿、分析、移植和创新，反复实践、反思和总结，逐步掌握信息相关技能，提高教学质量。其常见教学流程如下。

1. 学习者特征分析　对学习者特征进行分析的主要目的是了解学生的学习准备和学习风格，为后续的教学设计环节提供依据。例如，设计适合学生能力与知识水平的学习问题，提供合适的帮助和指导，设计适合学生个性的情境问题与学习资源。

2. 教学内容和教学目标　分析教学内容是教学目标的知识载体，教学目标要通过一系列的教学内容才能体现出来。信息化教学内容的选择应具有科学性和先进性，符合教学内容的内在逻辑体系和学生的认知规律，并以符合国家有关规范标准的形式呈现。

3. 学习任务设计　学习任务是指对学习者要完成的具体学习活动的目标、内容、形式、操作流程和结果的描述。学习任务可以是一个问题、案例、项目或是观点分歧，它们都代表连续性的复杂问题，能够在学习的时间和空间维度上展开，均要求在主动的、建构的和真实的情境下进行学习。

4. 学习情境设计　在信息化教学过程中，教师应创设与当前学习主题相关的、尽可能真实的学习情境，引导学习者带着真实的"任务"进入学习情境，使学生的学习直观而形象，进而实现积极的意义建构。学习情境的创设要充分发挥多媒体计算机综合处理图像、声音、文字和语言、符号等多种信息的功能，设计出具有某种情境的学习任务，激发学生联想、判断，使学生在这种情境中探索实践，从而加深学生对问题的理解。

5. 学习资源设计　学习资源设计就是为学生提供与解决问题有关的各种信息资源，并教会学生利用各种途径和方法获取不同类型的有关资源。学生自主学习、意义建构是在掌握大量信息的基础上进行的，所以必须在学习情境中嵌入大量的信息资源。学习资源设计的关键问题之一是从大量信息中找寻有用信息，避免信息污染。

6. 学习策略设计　指为支持和促进学生有效学习而安排学习环境中各个元素的形式和方法，其核心是要发挥学生学习的主动性、积极性，充分体现学生的认知主体作用。学习者可以通过不同途径、不同方式进入同一教学内容进行学习，从而获得对同一事物或同一问题的多方面的认识与理解。

7. 自主学习设计　需要根据不同的教学方法进行不同的设计。不管用何种教学方法，在自主学习设计中均应充分体现以学生为中心的三个要素：发挥学生的首创精神、将知识外化和实现自我反馈。

8. 协作学习设计　通过协商与会话的形式，使学习者与周围环境相互交流，促进此学习群体对当前所学知识深刻而全面的理解，从而完成真正的意义建构。协作学习是在个人自主学习的基础上开展小组讨论、协商，以进一步完善和深化对主题的意义建构。

9. 教学评价设计　强调多元评价主体、形成性评价和面向学习过程的评价，由学生本人、同伴和教师对学生在学习过程中的态度、兴趣、参与程度、任务完成情况，以及学习过程中所形成的作品等进行评价。实施评价的办法有课堂调查表、课堂打分表和作品打分表等。

二、信息化课程的备课攻略

信息化课程强调以学为主，引导学生利用信息技术和信息资源参与教学过程，注重培养

学生的自学能力、从而提高教学效果。因此,教师在信息化课程的备课过程中应注意以下要点:

（一）注重情境建构的重要性

情境是与特定事件相关的整体背景或环境,它提供了获得知识的真实世界。为了吸引学生注意力,激发学习动机,教师要设计真实意义的教学情境来提高学生的学习兴趣,使学生从原有认知结构中同化新知识,赋予其某种意义,组织学习活动,引导、监控和评价学习进程,并提供相应的学习资源和技术支持。

（二）以多种资源支持学生的学习,注重学习环境的设计

学习环境是学习者利用资源生成意义并且解决问题的场所,信息化教学强调通过提供丰富的资源和学习工具,创设学习情境,构建学习共同体等环境因素,为学生有效地获取知识和技能、协调的发展智能个性,促进高级思维能力的发展提供支持。

（三）以任务驱动和问题解决为核心,注重学习任务设计

在实际教学情境中给出明确的学习任务,以解决问题为核心,开展任务驱动式的探究学习活动,提供丰富的信息资源和学习工具来促进学生的整个学习过程,促进学生发现问题、分析解决问题和创新能力的发展。

（四）以学生为中心,注重创造能力的培养

信息化教学应将教学的重心从教师的"教"转向学生的"学",将关注教师教学行为的设计转向关注学生学习活动的设计。强调以学生为主体,充分发挥学生的主动性和创造性,给学生独立思考、探索和自我开拓的空间,注重信息化学习过程中学生探究能力的培养。以学为中心,注重学习者学习能力的培养。教师作为学习的促进者,引导监控者、合作者参与到学生的学习进程中。

（五）强调针对学习过程和学习资源的评价

信息化教学不仅关注教学成果的评价,更应关注学习过程的评价。评价是教学的有机组成部分,评价活动与学习过程共始终,注重对动态、持续和不断呈现的学习过程进行评价。

（六）注重协作学习的作用

协作贯穿于学习过程的始终,学生之间通过协商交流、共享思想观点,可以对问题有更全面而深入的认识和理解。协作学习中,为了让他人理解自己的想法,需要清晰的思路和恰当的表达,这可以培养学生的语言表达能力;同时也能学会聆听,理解他人的想法,学会相互接纳、欣赏和尊重,可以培养学生的人际交往能力。

三、信息化课程中的教学互动

教学互动以学生为主体、以教师为主导,调动学生学习的积极性和主动性,满足情境创设、启发思考、资源共享、自主探究、协作学习等多方面的教学方式与学习方式。为实现更好的教学互动,需要充分利用现代教育技术手段,调动教学媒体、信息资源,充分调动学习者的主动性和创造性,使学习者能够真正成为知识信息的主动构建者。在信息化课程中,主要有以下常见的利于教学互动的教学方法:

（一）基于课堂的讲授式教学

教师通过语言系统向学生描绘情境、叙述事实、解释概念、论证原理和阐明规律的一种教学方法。主要目的是系统学习基本知识和训练基本技能。在信息化时代,主要是利用信息化的教学理念和计算机各项技术,指导和辅助教师课堂的讲授、演示、讨论等教学过程。

例如:常见的PPT电子讲稿的制作和演示,基于网络化多媒体教室的课堂演示、示教、师生对话、小组讨论等。计算机信息技术在课堂教学中的应用使传统的教学形式得到升华,使课堂讲授时呈现的媒体更丰富,信息量更大,交互性更强,师生互动更有效,教学效果更好。

(二) 基于案例的教学模式

案例是一个实际情境的描述,包括有一个或多个疑难问题,同时也可能包含有解决这些问题的方法。案例教学是指通过对一个具体情景的描述,引导学生对提供的情景进行讨论,并最终得出解决问题的方法和技能的教学模式。在信息化教学环境中,由于信息化教学资源十分丰富,特别是当今的大数据时代,使案例教学模式更容易实现。基于案例的教学模式在实际应用中,其教学的过程包括:选择案例、了解案例、分析案例、生成备选行动方案、确定最佳行动方案、执行行动方案、反思学习过程。

(三) 基于问题的信息化教学模式

把学习置于有意义的问题情境中,通过学习者的探究、发现与合作来解决一些复杂的生活实际问题或真实性问题,促进学习者深入理解隐含于问题背后的科学知识,以发展学生的问题解决能力和探究学习能力。基于问题的信息化教学模式的主要教学过程包括:确定有意义的问题情景,搜寻相关网站,有效组织学习者和学习资源,引导学习者利用学习资源积极思考和对问题进行探究,展开讨论、有效解决问题,汇报解决问题的原理、过程和方法,评价和学习建议。基于问题的信息化教学模式的优点是:有利于学习者主动探究式的学习,有利于学习者分析问题、寻找解决办法、解决实际问题能力的培养。

(四) 基于网络的协作教学模式

基于网络的协作教学模式是与传统的个别化信息教学模式截然不同的概念。基于网络的协作教学模式强调利用计算机信息技术和信息资源支持学习者同伴之间的交互活动,在计算机网络通信工具的支持下,学习者可突破地域和时间上的限制,进行同伴互教、同伴助学、小组讨论、小组练习等合作性学习活动。基于网络的协作教学模式教学的基本过程包括:确定学习的目的、选择和评价所需的网络教学资源、选择协作学习的对象、分步完成协作学习过程评价和反馈学习成果。

四、信息化课程中的个性化辅导

信息化教学过程中根据课程要求、授课内容、学生特点等,需要灵活得采取各类教学方法,给予学生个性化的辅导,从而使其能够熟练掌握、灵活运用所学知识。常见的信息化教学方法如下:

(一) 个别授导经典

个别授导经典是信息化教学方法之一,此方法是通过计算机来实现教师的指导性教学行为,对学生实施个别化教学。其基本教学过程为:首先计算机呈现与提问,其次受教育者应答,最后是计算机判别应答并提供反馈。教学内容多以图文并茂、视音频俱全的样式呈现,使交互形式更为生动活泼,增加学生学习的兴趣。

(二) 操作与练习

操练与练习发展历史最长而且应用最广的信息化教学方法。这一方法并不向受教育者教授新的内容,而是由计算机向受教育者逐个呈现问题,受教育者在机上作答,计算机给予适当的即时反馈。操练与练习的区别在于:操练涉及记忆和联想问题,主要采用选择题和配伍题之类的形式;练习的目的重在帮助学生形成和巩固问题求解技能,大多采用问答题之类的形式。

（三）教学测试

教学测试用于检验与调控学生的个别化学习进程,包括提供事前测试、分配学习任务;提供事后测试,以及进行测试分析和提供分析报告。

（四）教学模拟

教学模拟利用计算机建模和仿真技术来呈现现实情景中的事件状态和动态过程,为学习者提供一种可供体验和观测的环境。建立教学模拟的关键工作是建立被模拟对象的模型,然后利用计算机程序描述此模型,通过运算产生输出,这些输出能够在一定程度上反映真实世界的事件状态和动态过程。主要包括:

1. 演示法 在课堂讲授时,教师先向学习者讲述某一系统的基本原理,接着用模拟程序进行演示,帮助学生加深对原理的理解。

2. 实验法 让学习者通过操纵模拟的系统掌握实验步骤,然后再进入真实实验室,可以有效地减少实验中的操作失误。这时计算机模拟实验起到了预实验的作用。另一种做法是利用计算机模拟实验来替代真实实验。

3. 探究法 让学习者在计算机模拟的情境中进行探究,在探究的过程中去发现隐藏在其中的规律,从而培养学习者的科学思维、科学方法和创新能力。

4. 体验法 利用计算机模拟方法构造一种高度仿真的情景,学习者通过操纵其中的对象来学习操作技能和培养解决问题的能力。例如,虚拟静脉注射系统,就是通过虚拟的人体静脉,让学习者通过使用注射器完成静脉注射技能的训练过程。

5. 游戏法 利用计算机模拟技术构造寓教于乐的环境,学习者可以扮演某些角色,完成知识的学习和技能训练,以及进行情感的培养。如模拟医院,学习者可以扮演院长、医生或护士,从中体验所扮演角色的工作过程,在这个过程中学习相关的知识和技能,并培养相关职业的情感。

6. 智能导师 利用人工智能技术来模拟"家教"的行为,允许学生与计算机进行双向问答式对话。该系统不仅要具有学科领域知识,而且要知道学习者的学习风格,还能理解学习者所用自然语言表达的提问。

7. 微型世界 微型世界是利用计算机构造一种可供学习者自由探索的学习环境,大多数微型世界是借助计算机建模技术构造的,它和教学模拟与教学游戏有密切的关系。微型世界的基本特点是学习者可操纵模拟环境中的对象,可建构自己的实验系统,可测试实验系统的行为。例如,医学技能交互实验系统。

8. 虚拟实验室 利用虚拟现实技术仿真或虚构某些情境,供学习者观察与操纵其中的对象,完成学习体验或知识验证实验等。如现在医学院院校均在使用的基础医学虚拟实验室。

9. 情景化学习 利用多媒体计算机技术创设接近实际的情境进行学习,生动、直观的形象能有效地激发联想,唤醒长期记忆中的有关知识、经验和表象,从而使学习者能利用自己原有认知结构中的有关知识与经验去同化当前学习到的新知识,赋予新知识以某种意义。

10. 案例研习 由计算机信息系统为学习者提供了一种丰富的信息环境,信息环境中包含从实际案例中抽取的资料,让学习者以调查员的角色去调查案情(医疗事故、医患纠纷、道德伦理问题等),通过资料收集、分析和决策,得出问题的结论。

11. 探究性学习 本质上是数据库系统和情报检索技术在教学中的应用。学习者根据预设问题或偶发问题从学科数据库中检索出有关信息,通过信息收集和推理等智力活动,得出对预设或偶发问题的解答,从而完成知识的学习或应用。

12. **虚拟学伴**　虚拟学伴系统是利用人工智能技术,让计算机来模拟教师和同级学伴的行为。利用模拟的教师和同级学伴与学习者互教互学,达到学伴助学的目的。

13. **协同实验室**　协同实验室是对真实实验环境和虚拟实验平台的集成,实现了基于网络的问题求解过程。在协同实验室中,学习者可以同学习伙伴一起设计实验,并通过模拟软件观看到实验结果,直到认为方案成熟,再转移到真实的实验环境中完成实验,以验证真实的情形。在这个系统中,学习者的所有行为都会被记录,以供进一步研究找出最佳学习路径或分析实验中的相关过程。

14. **虚拟教室**　基于计算机网络,利用多媒体通信技术构造的学习环境,使身处异地的教师和学习者能够完成传统教室中所进行的各类教学活动。

五、信息化课程中的教学评价体系

(一) 信息化教学评价内涵

信息化教学评价是为了收集学生所掌握的知识和技能的数据,监测学生的学习行为并不断改进教与学的实效性,评价可以让教育者了解教学设计目标是否达到,并为修正教学系统提供实际依据。

(二) 信息化教学评价原则

1. **客观性原则**　在进行教学评价时,从测量的标准和方法到评价者所持有的态度,特别是最终的评价结果,都应该符合客观实际,不能主观臆断或掺杂个人情感。因为教学评价的目的在于给学生的学和教师的教以客观的价值判断,如果缺乏客观性,会因此导致教学决策的错误。

2. **整体性原则**　在进行教学评价时,要对组成教学活动的各方面做多角度、全方位的评价。由于教学系统的复杂性和教学任务的多样化,教学质量往往从不同的侧面反映出来,表现为一个由多因素组成的综合体。因此,为了反映真实的教学效果,必须把定性评价和定量评价综合起来,使其相互参照,以求全面准确地判断评价客体的实际效果。

3. **科学性原则**　在进行教学评价时,教师要从教与学相统一的角度出发,以教学目标体系为依据,确定合理的、统一的评价标准,认真编制、预试和修订评价工具;在此基础上,使用先进的测量手段和统计方法,依据科学的评价程序和方法,对获得的各种数据进行严格的处理。

4. **指导性原则**　在进行教学评价时,不能就事论事,而应把评价和指导结合起来,不仅要使被评价者了解自己的优缺点,而且要为其以后的发展指明方向。首先,必须在评价资料的基础上进行指导;其次,要反馈及时,指导明确;最后,要具有启发性,留给被评价者思考和发挥的余地。

5. **发展性原则**　教学评价是鼓励师生、促进教学的手段,因此教学评价应着眼于学生的学习进步和动态发展,着眼于教师的教学改进和能力提高,以调动师生的积极性,提高教学质量。

6. **以人为本原则**　评价应该为教师和学生的发展提供强有力的信息,以便更好地让评价对象认识自己、发展自己和完善自己。教学评价应体现以人为本的教育理念,体现对个体发展的需要的尊重,关注和承认评价对象的差异性,以促进评价对象更好地发展。

（三）信息化教学评价设计

1. 设计评价体系 信息化教学评价体系设计应突出以人为本的特点,以课堂教学的要素和课堂教学实施的线性流程为线索,划分评价指标体系的指标。

2. 学生和老师的评价 学生和老师是信息化教学评价的主体,学生主要考虑信息意识、信息能力和信息技术操作技能等,教师应考虑现代教育观念、信息意识、信息能力和信息技术操作技能和整合能力。

3. 教学环境的评价 教学环境是影响教学活动的各种外部条件,也是衡量信息化教学有效性的一个指标。教学环境的评价主要从教学课件、教学资源、教学氛围等方面进行。

4. 教学过程的评价 这是整个评价指标体系的重点内容。教学过程不仅仅是指课堂实施,还包括课前准备和课后反思,对教学过程的评价除了关注教学信息的传授情况、最终量化的教学结果,还应关注教师教学设计能力,对整个教学进程的把握能力,对教学信息的领悟运用能力,同时也关注学生主体性的发挥和学生能力水平的提高,强调评价者对评价情境的理解和关注,强调评价过程本身的价值。

（四）信息化教学评价常用方式

现代信息化教学的评价常用的评价方式有:电子学档、评价量规、学习契约、概念图和自我评价等方法。

1. 电子学档 电子学档是电子学习档案袋的简称,是指信息技术环境下,学习者运用信息手段表现和展示学习者在学习过程中关于学习目的、学习活动、学习成果、学习业绩以及关于学习过程和学习结果进行反思的有关学习的一种集合体。电子学档应该包括学习目标、作品范例、反馈与指导、自我反省等。

2. 评价量规 量规作为一种结构化的定量评价标准,它是对学生的作品、成果、成长记录袋或者表现进行评价或者等级评定的一套标准、同时也是一个有效的教学工具,是连接教学与评价之间的一个重要桥梁。往往是从与评价目标相关的多个方面详细规定评级指标,具有操作性好、准确性高的特点。应用量规可以比较客观地评价学习者的学习状况,不仅使教师可以进行评价,更为重要的是学生之间互评有了标准,可以支持学习者之间的评价顺利进行。

3. 学习契约 也称学习合同,是学习者与帮促者之间的书面协议或者保证书。它确定了学生学习的目标、达到目标的方法和策略、学习活动进行的时间、完成活动的证据及确认这些证据的标准等,是组织、实施、监测和评价学习活动的依据。

4. 概念图 概念图既可以作为学习工具,又可以作为评价工具。作为学习工具,概念图能够构造一个清晰的知识网络,便于学习者对整个知识架构的掌握;作为评价工具,可了解学生的学习进展和内心思维活动的情况,从而给出及时诊断。在实际应用中,教师可以和学生在进行头脑风暴的基础上织就一个概念图,这一显示主题和有关子主题的网对于学习活动的进行和评价有重要的意义,有助于学生以具体和有意义的方式表征概念。概念图的另一个优势是它可以记录人的思维过程(如头脑风暴中的集体思维过程),这对于学生的反思十分有价值。

5. 自我评价 自我评价是主体对自己思想、愿望、行为和个性特点的判断和评价。自我评价的作用是让学习者有针对性地反思与提高,自我评价的表单设计通常采用量规的方式,但更多的是采用问卷调查的形式。因为后一种方式可以帮助学习者通过回答预先设定好的问题来产生某种感悟,从而促使他们对自己的学习过程和学习结果进行重新审视和修订,增强他们的自主学习能力。

第七章

临床护理科研管理

第一节　护理科研论文投稿管理规定

1. 护理人员投递中、英文期刊时须执行本规定。

2. 护理人员的稿件完成最终修改后，需要填写完整的"审稿单"。由护理部主任签字、盖护理部章，并在护理部登记备案。

3. 将填好的"审稿单"送科研处备案，同时领取医院投稿介绍信。

4. 获基金资助的稿件，投递时请注明资助基金名称及编号。

5. 投稿时请对杂志合法性及其质量进行甄别和选择，请参考医院科研处发布的年度"中国科技核心期刊目录"。

6. 除护理专业期刊外，护理人员还可向临床医学类、综合类、管理类等核心期刊投稿。

7. 护理人员在撰写论文及投稿时要履行科研诚信，防止一切学术不端行为的发生。

第二节　科研课题管理规定

一、院内护理科研课题管理规定

（一）申报条件

申报人应为本院在职护士，并具备一定实施课题的能力、条件和基础。现主持院内护理课题人员（即未结题人员），不能作为负责人参加申报，申报人每人每年限申报 1 项，课题研究期限为 1~3 年。

（二）申报程序

申报人须先向本科室和片区提出申请，经科室和片区选拔评估后，拟上报护理部的课题填写《北京协和医院护理科研课题立项申请书》。

（三）评审程序

严格遵循"择优支持，宁缺毋滥"的原则，护理部组织实施评审。根据专家组评审结果及建议，护理部汇总上报院长办公会审批立项。课题负责人签署《北京协和医院护理科研课题任务书》。

（四）立项与实施

1. 立项课题采取课题负责人负责制。课题负责人负责课题的组织实施、中期汇报和结题验收等。原则上课题负责人不得代理、更换或退出;确因工作调动、长期病休等特殊原因,课题负责人无法承担课题研究工作,由课题负责人提出变更人选并书面申请变更,科室和片区同意,护理部批准备案。如无合适变更人选,按中止课题处理。

2. 合理制订实施计划。时间计划表应包含收集资料、统计分析、撰写文章和发表文章等进度计划,应充分考虑实施中所可能遇到的各种影响因素,原则上立项批准后的时间计划不得更改;确因工作调动、病休、离职等特殊情况不能在规定期限按计划完成结题者,课题负责人应书面说明原因,填写《北京协和医院护理科研课题延期申请》提出申请,报片区执行总护士长和护理部审批,延长期限最长 1 年,每项课题最多申请延长 1 次。延长期限截止,仍不能完成任务书规定研究内容者,收回剩余科研经费,并停止该课题负责人院内护理课题申报资格 1 年。

3. 定期进行进展汇报与检查。护理部定期对在研课题进展督导检查,课题负责人每季度提交书面课题进展工作汇报,每年组织课题进展审核会议,课题负责人与会汇报。

4. 如实做好课题实施记录。包括研究所涉及的文字、图表、照片、录像、录音及数据统计分析等全部资料,护理部将抽查或检查课题组的课题记录情况。

5. 所有涉及人体的科学研究,应经医院伦理委员会审查批准后,方可实施。

（五）结题与报销

1. 按计划完成立项结题。课题资助期限结束 1 个月内,课题负责人撰写《北京协和医院护理科研课题结题报告》并提交,经所在片区执行总护士长审查并签署意见后,报送护理部。

2. 结题审核。结题 6 个月内向护理部提出结题审核申请,护理部组织专家对课题的研究成果及最终产出(发表文章、专利或成果转化等)情况进行结题验收审核,审核合格后颁发《北京协和医院护理科研课题结题证书》,并纳入个人及科室科研绩效考核成绩。未能通过结题审核者,停止其院内护理课题申报资格 1 年。

3. 护理部建立诚信档案,对违反课题管理规定,弄虚作假,对医院声誉造成损害的课题负责人,将通报批评,严重者 3 年之内取消其申报课题资格。

4. 课题经费严格遵守医院科研经费管理相关规定,按预算支出经费,护理部统一管理,专款专用。

（六）院内护理科研课题经费管理规定

1. 课题经费预算编制

（1）实验设备材料费:指在项目研究开发过程中购置/试用仪器设备,或购买/运输原料/辅助材料等低值易耗品,或开展科研活动所需费用。如购买/租赁实验设备,印制或购买量表/问卷,购置研究用优盘,患者补偿等。设备须经医院器材处集中办理采购、入库,产权归医院所有。

（2）测试加工费:指在项目研究开发过程中支付给外单位或其他部门的测试/化验及加工费用,不能支付个人。如检验费/开发软件等。如支付给外单位,需双方签署合同,明确各自责/权/利。

（3）文献出版及软件购买等:指在项目研究开发过程中,需要支付的出版费、资料费、专用软件购买费、文献检索费、专利申请及其他知识产权事务等费用。如文章版面费/SCI 文章润色费/文献检索费/专利申请费等。

（4）学术交流差旅和培训、会议费:指在项目研究开展过程中进行科学研究、业务调研、学术交流等所发生的外埠差旅费、市内交通费以及相关的培训费(不支持赴境外的差旅费及培训费),和因研究需要组织开展相关学术研讨、咨询等活动而发生的会议费用。具体标准参照国家有关规定执行。

(5) 劳务费:指项目研究开展过程中支付给没有工资性收入的相关人员(如在校本科生、研究生)的劳务费用和临时聘请的咨询专家的费用(如统计咨询、专家咨询、科研指导咨询等)。劳务费不得支付给项目组成员中本院在职正式员工。

(6) 伦理审查费:所有涉及人体的科学研究在项目开展前均需经医院伦理委员会审查,并交纳相应的审查费用。

(7) 其他:上述费用外的其他预算支出,如专业通信费、患者补偿等与患者相关的费用等。

2. 课题经费的使用

(1) 必须专款专用,并严格按照医院和护理部的有关规定执行。

(2) 必须严格按照下达的项目预算执行,一般不予调整。根据研究需要,确有必要进行科目调整的,应当按照以下程序审批:

1) 审批流程:项目申请人填写《北京协和医院院内护理科研课题经费预算调整申请表》,经总护士长审批后,报护理部主任审批,审批同意后,方可进行调整。

2) 科目调整原则:"劳务费"和"其他"科目支出不能调增,只能调减;"文献出版及购买软件等"和"学术交流差旅和培训、会议费"两个科目间可调剂使用,但两科目总计支出不能调增,只能调减;"实验设备材料费"和"测试加工费"两个科目间可调剂使用,且上述两个科目的支出如超出预算额度,可自"文献出版及购买软件等"或"学术交流差旅和培训、会议费"或"劳务费"或"其他"科目调剂。"伦理审查费",如未进行编制而实际又需支出的,可由"其他"科目调剂。

二、院外护理科研课题管理规定

为进一步做好院外护理科研课题的申报与组织推荐工作,促进北京协和医院护理人员获得院外各类科学基金资助项目,确保科研项目的完成,提高科研经费的使用效益,现细化院外护理科研课题管理规定。

(一) 总体原则

1. 由科研处-护理部组织实施及统筹管理,各有关科研单位予以协助,各项目负责人对所承担的项目具体负责,三者各司其职,协同配合,共同做好院外课题的管理工作。

2. 所申报的科研课题应具有创新性、先进性和实用性,避免低水平重复,创造良好的经济效益和社会效益。

3. 院外课题申报要充分发挥学科优势和护理人才优势,结合专业特色,鼓励多学科协作,争取获得国家级和省市级重大研究项目。

(二) 项目的申报要求

1. 科研处-护理部根据各类科学基金项目的受理时间和要求,制订申报计划并组织申报工作。申请者应在规定的时间内进行申报。

2. 申报者填写申请书前务必做好申请项目的查新检索工作和调查研究。

3. 申报者要认真阅读各类院外课题的具体要求,按规定认真、如实地填写申请书。参与课题组的主要研究人员要求其本人亲笔签名,如有特殊情况也要知会其本人,由其本人委托办理。院外合作者所在单位必须加盖单位公章。

4. 科研处-护理部负责组织院内外同行专家对拟申报的院外课题进行申报前的院内评议与遴选工作。

5. 对上级科研管理部门要求限额申报的项目,要在院内遴选的基础上择优申报,对弄虚作假、不符合要求的,不予上报。

(三)项目的实施与管理

1. 课题负责人接到批准通知后,要严格按照相应的课题管理要求、经费管理规定和课题任务书及时开展科研工作,确保课题按计划完成。

2. 课题一经确立,必须认真按计划执行,不得任意变动。如确需调整或改变课题方案,需要办理审批手续,经下达任务的主管部门批准后方能改变。

3. 多学科合作项目应由主要负责科室牵头组织落实计划,明确分工及要求。各学科之间要加强协作,积极主动配合,要经常交流课题进展情况。

4. 课题负责人在课题研究期间要保持相对稳定,如负责人外出学习或病假一年以上、二年以内,需事先提交安排合适代理人选的报告,提交书面委托书,报护理部备案;离院超过二年或擅自离岗的,由所在科室提交更换项目负责人的报告,由护理部审批备案。

5. 课题负责人按要求对课题的进展进行汇报,护理部负责检查和监督课题的执行情况,检查内容包括已取得的科研成果、课题档案记录、经费使用情况及课题执行过程中存在的问题和改正措施等。

6. 由于客观原因未能按原计划完成的,应由课题负责人向护理部说明情况,由护理部协调解决;对由于主管因素造成研究工作不力、又不能及时做出说明并采取补救措施的,将取消今后申报课题的机会。

7. 课题负责人应遵照课题管理要求,按时提交年度进展报告和结题报告。

8. 课题由于客观原因不能如期完成,需由课题负责人按原定完成时间提前三个月向护理部提交延期报告,经审查并报科研处批准,每个课题只能延期一次。在课题延期执行期间,负责人原则上不得申请新的课题。

9. 课题经费严格遵守经费管理相关规定,按预算支出经费,科研处-护理部统一管理,专款专用。

第三节 科技奖/成果奖/优秀论文相关事宜说明

一、院内护理成果奖评审方案

为激励临床护理专业进步,促进临床护理专业发展,医院设置了院内护理成果奖,每年均会进行护理成果奖的评选。为了能使真正优秀的、推广价值高的护理成果脱颖而出,科学、合理的评审方案至关重要。

(一)评审项目

参加评审的项目要能够体现医院护理学科发展的高水平,可以是年度内完成的重大或特殊抢救护理成果、疑难重症患者的临床护理成果、临床护理新业务或新技术的应用、护理新仪器和设备的设计应用、护理新模式的建立等项目,短期内取得较大成效并在院内具有先进水平。

（二）评审流程

1. 设立评审专家库 在进行护理成果奖评审前,根据医院的评审要求,严格遴选具有一定资质的临床护理各专科的专家,建立评审专家库。护理成果奖正式评审前,先由护理部组织评审专家会议,传达护理成果奖的评审范围、评审标准、评审要求、评选项目数,保证整体评审环节的科学性、公正性、一致性。

2. 科室初步筛选 为保证申报项目的质量,提高护理成果奖评审的效率,申报人须先向片区提出申请,经片区负责人组织初步评审,选拔出符合护理部限报项目数要求的项目,以推荐次序排序,在规定的时间内上报护理部科研组,同时提交"护理成果奖申报表""护理成果奖科室初审表"及各申报支撑材料。

3. 专家匿名函审 基于专业领域匹配度的指派方法,护理部科研组完成申报项目审阅及形式审查后,通过度量申报项目与评审专家专业领域的匹配度,将各申报项目的申报表和申报支撑材料提交给相应专业领域的专家进行匿名评审。评审专家审阅后,填写评审表,提出意见和建议,并进行打分。根据专家评分,筛选出高质量的申报项目,进行最终的会审。

4. 专家实名会审 组织专家进行院内护理成果奖的会议评审可以及时准确地获得专家意见和建议,更好总结凝练成果,同时也搭建成果的分享与交流平台,让更多护理同仁了解各专科领域护理的发展状况(图7-1)。

护理部科研组根据被评审的护理成果内容,邀请评审专家库中7～15名同行专家出席护理成果奖评审会,通过申报人或团队代表进行限时汇报,幻灯演示,评审专家进行打分并给出评审意见和建议。

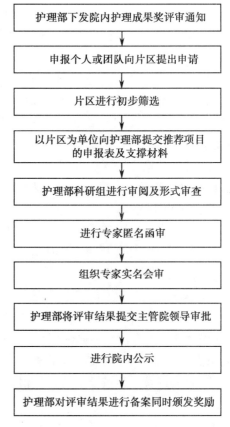

图7-1 院内护理成果奖申报及评审流程

评审环节可邀请专家点评,给出专业方向的指引,为今后的护理工作寻求更多突破点提供思路,促进护理工作质量和效率的提升,为后续参选项目提供指引。

（三）申报材料

由申报人填写"护理成果奖申报表",见表7-1,提交给科室,科室进行初筛后,由科室科研负责人填写"护理成果奖科室初审表",见表7-2,签字后由科室执行总护士长再次审核签字,提交给护理部科研组。

表 7-1　护理成果奖申报表

大　科		申报日期	
护理成果 题　目			
主要参加人员 （请按对本成果贡献大小排序）			
护理过程及申报依据： （可附页）			

表 7-2　护理成果奖科室初审表

科　室		主要申报人 （请按对本成果贡献大小排序）	
护理成果 题　目			
申报内容是否符合事实： 			
申报的护理成果是否体现先进性： 			
其他评议意见： 			
科室排序： 			
科室初评意见： 初审组负责人或总护士长签名： 　　　　　　　　　　年　　月　　日			

二、院外科技奖/成果奖/优秀论文申报与推荐流程

护理科技成果是指护理科研工作者通过临床观察、实验研究、调查分析、综合探索等活动中所取得并通过同行专家鉴定或评审,或在公开的学术刊物上发表的,确认具有一定的学术意义或实用价值的创造性结果。

北京协和医院作为三甲综合性医院,在护理专业方面产生了许多值得推广的护理科技成果,为了将医院优秀的护理科技成果向全国推广,发挥辐射作用,护理部每年都会积极推荐优秀的护理科技成果申报院外的各种科技奖、成果奖、优秀论文奖等奖项。并多次获得中华护理学会及北京护理学会的科技奖和成果奖。通过护理科技成果的分享,进行护理专业的对外交流,倾听来自各医院的宝贵建议,获得更多护理科研发展的信息,进一步促进医院护理科研水平更上一层楼。

(一) 院外科研成果奖励的类别

院外科研成果奖励主要分为政府奖励与非政府奖励两大类别。政府奖励一般分为国家级、省部级和地市厅局级三个行政级别。非政府奖励一般由各级学会设立,常见的针对护理专业设置的科技奖、成果奖一般包括:

1. 中华护理学会科技奖 中华护理学会于1991年专门设立了"护理科技进步奖",授予在护理业务工作(基本护理理论、临床护理、护理教育、护理管理和社区护理等领域)中已取得护理科研的成果,并有推广和实用价值,其成果发表后被公认达到国内先进水平者;或在工作实践中,勇于创新,已取得技术革新成果,对提高护理质量,促进患者健康,加速护理人才培养和科技进步有利,经推广应用具有理论和实践意义,并取得较好的社会效益或经济效益的集体和个人。在《中华护理学会科技奖奖励办法实施细则》中强调指出,科研项目中仅从事组织管理和辅助服务的工作人员或单位不得作为中华护理学会科技奖的候选人。

中华护理学会科技奖每两年评选一次,逢单数年的国际护士节进行颁奖。奖项分为一、二、三等奖,每届授奖不超过50名。由各省、自治区、直辖市护理学会作为推荐单位,各有关部委及军队系统也需报所在省、自治区、直辖市护理学会,由其组织专家评议后,推荐入选。经中华护理学会组织工作委员会组织专家评议、审核,由中华护理学会常务理事会批准并颁奖。

2. 中华护理学会创新发明奖 科技创新是强国富民的关键。中华护理学会于2016年设立"中华护理学会创新发明奖",以表彰为护理事业的创新发明做出突出贡献的护理工作者,在全国护理各个领域中掀起"创新科技,服务护理"的热潮。

申报的创新发明应涵盖各种护理领域的仪器、设备、器械、工具、材料及各种技术方法,获得国内外发明专利证明,对护理各领域工作(临床、教育、管理、社区及养老等)有积极促进的作用;中华护理学会创新发明奖每两年评选一次,逢双数年进行评审。

3. 北京护理学会护理科技奖 北京护理学会护理科技进步奖是北京护理行业的先进奖项,授予在护理学科发展中取得优秀成果的团体和个人。北京护理学会科技进步奖的奖励原则以"科技、创新、自主、开拓"为主题,紧密结合社会发展及医学进步,努力攀登护理科技高峰,促进护理科技成果推广与应用。

北京护理学会科技进步奖申报实行限额推荐制度,推荐单位根据规定名额择优推荐,一般情况下,北京市三级医院可申报1~2项;北京市二级及以下级别医院由所辖区县卫生局

综合选拔申报 1~3 项。奖项评审工作每两年一次,原则上设立一等奖 1 名、二等奖 2 名、三等奖 3 名。

4. 北京护理学会护理成果奖　为奖励在临床工作中解决疑难问题并做出突出成绩的护理工作者,推广成果在临床的应用,2013 年北京护理学会设立"北京护理学会护理成果奖",每两年一次进行评奖活动。北京护理学会护理成果奖是北京市护理行业的先进奖项,激励临床护士立足于本职,求实创新,开拓进取,提升护理工作品质。护理成果奖的奖励原则:以"护理、质量、安全、服务"为主题,紧密围绕临床护理工作,体现护理专业的知识性、专业性、创新性。

(二) 院外护理科技奖、成果奖的申报范围

1. 院外护理科技奖申报范围　科技奖的申报范围包括基础研究与应用研究两个方面。

(1) 基础研究主要是指在理论基础方面的研究成果,主要体现在以下几个方面:①发现和提出对本学科领域发展有重要指导意义的新观点、新学说、新理论等研究成果。②护理学基本理论的研究成果。③软科学研究成果。④标准、信息研究成果。

(2) 应用研究成果主要是指在临床各专科护理、社区预防保健护理等领域的研究成果,主要体现在以下几个方面:①临床护理新方法、新方案、新技术;②社区预防保健等防治疾病的研究成果;③护理用具、设备的研制成果;④引进吸收、开发的国内外先进护理技术的研究成果。

2. 院外护理成果奖申报范围　护理成果奖的申报范围包括:临床疑难重症护理成功案例及工作中的创新和突破;在护理服务、护理质量和护理安全方面做出的突出成绩;成功配合医疗进行高难病例救治的护理经验总结;临床护理工作中技术创新或改良的新方法等。护理成果限定近两年的临床护理工作。

(三) 院外护理科技奖、成果奖的申报程序

科技成果的报送程序是由完成单位按不同隶属关系,逐级向上级主管部门申报。申报的具体程序为:

1. 课题组协商,完成人和完成单位排名无争议后,按要求准备有关申报材料。

2. 申报材料送单位科技管理部门审查。

3. 由主管部门组织科技成果鉴定工作。

4. 通过科技成果鉴定的项目进行科技成果登记。

5. 申报各层次的科技奖励。

(四) 院外护理科技奖、成果奖的申报准备工作

1. 申报培训　为了能够借助申报院外各类科技奖、成果奖的平台,将医院优秀的护理科研成果进行对外分享与交流,北京协和医院护理部在接到各类申报通知后,组织一系列申报培训,培训的内容包括:对申报指南的解读、申报书的书写规范、申报经验交流等。提炼、展示出现有护理科研成果最精华的部分,提高申报成功率。

2. 申报工作计划　为使申报工作高效、公正、有序,以评选出高质量的护理科研成果推送上级单位,北京协和医院护理部科研组根据申报通知要求的截止时间,进行合理的统筹计划,安排、督促各申报部门或个人进行申报书的填写、申报材料的完善等工作。根据申报要求的项目数,护理部科研组组织进行申报项目的筛选。

3. 申报材料　申报材料是专家评价科研成果的质量及其先进水平的最重要依据,申报材料的书写质量直接影响到科研成果水平的体现与推广。因此,项目第一负责人在申报过程中需要对申报材料的质量进行严格把关。在组织科研成果申报材料时,应注意以下几个方面:

(1) 申报材料要符合申报条件:基础研究性成果的学术资料主要包括计划任务书、学术论文、在国内外学术刊物或学术会议发表情况的说明、技术研究报告、测试分析或应用效果报告、国内外学术情况对比材料、论文发表后被引用情况报告等。应用研究性成果的技术资料主要包括技术合同书或主要实验记录、质量标准、国内外同类技术的背景材料和对比分析报告、经济与社会效益分析及证明材料等。对于临床病例总结和效果观察,需有一定数量的病例,收集一定时间内的随访数据;推广已有科技成果应达到或超过原成果水平,并具有较大范围应用推广的证明材料;引进国外的先进科技成果,应在消化吸收的基础上,结合我国实际情况有重大改进,并出具一定推广范围和推广效益的证明材料。

(2) 申报材料要突出科研成果的先进性和创造性:一项科研成果是否具有先进性和创造性是评价成果水平的重要标志。也是评审专家在审阅申报材料时,着重评审的部分。推荐书及支撑材料的准备需要围绕这个核心内容进行。

推荐书书写时,既要实事求是地体现成果先进性和创造性,又要简明扼要地介绍出成果的科技水平和价值。可以通过与国内外当前同类较高水平的研究进行对比分析,突出自己研究成果的先进性和创造性,并且在支撑材料中进行充分的证明。

(3) 申报材料要阐明科研成果的学术价值及推广应用情况:研究成果的学术价值是评价科研成果的重要指标之一。在基础研究和应用基础研究成果的申报材料中要明确写明成果被引用、应用以及被国内外学者在公开刊物中的评价情况,并在支撑材料中附上必要的证明材料;在应用研究成果中,研究成果的推广应用情况非常重要,在申报材料中要重点写明成果应用的规模、推广应用的程度以及已经产生的经济效益和社会效益,同时在附件材料中附上必需的证明材料。

(4) 申报材料要规范:组织申报材料时,严格按照奖项推荐书要求的格式进行填写和整理,做到推荐书目录清晰、内容凝练、支撑材料充分,使评审专家能够方便地查阅。

填写推荐书时,仔细阅读填表说明,按照要求填写。注意用词准确,语句通顺、逻辑性强、重点突出。填写完毕后,反复认真检查、核对,有无错别字、有无漏项、标点符号是否正确、完成人签名是否遗漏、成果完成人和完成单位排序是否与申报书首页一致、排版是否整齐清晰、是否按要求进行装订。

一份内容完整、逻辑缜密、字迹清晰、格式准确的申报书能够从侧面体现出研究团队或个人的严谨态度,完美的申报材料可以给评审专家留下好印象。

第四节　护理专利申报管理规定

在鼓励临床护理人员进行发明创造的同时,保证对优秀的创新发明的成果进行保护,医院制订了专利申报管理规定。

一、建立职务科技成果披露规定

成果完成人应主动、及时向医院进行职务科技成果披露,申请流程需先通过护理部初评,再向科技成果转化办公室提出专利评估申请(图7-2)。

评估申请材料包含以下内容:提供申请专利的相关技术方案材料、补充技术内容,撰写和修改技术交底书,协助完成专利申请文件过程中的文献检索、审核及修改等。

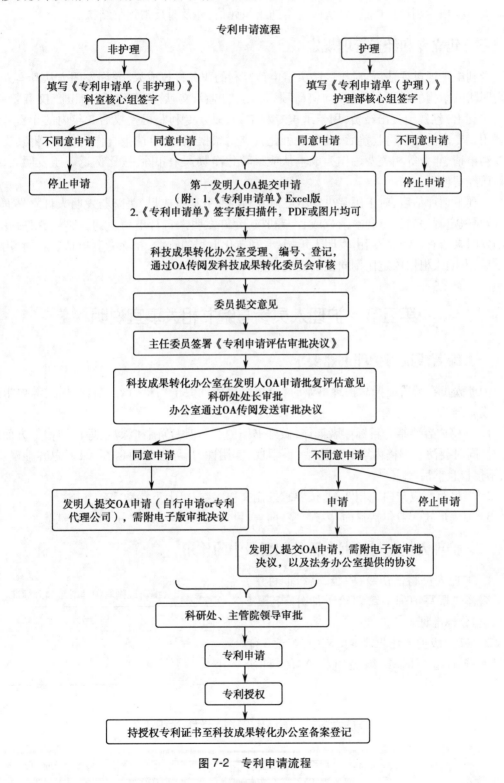

图 7-2　专利申请流程

二、建立专利申请前评估规定

建立专利申请前评估制度,评估工作由科技成果转化办公室或委托市场化机构开展。科研人员提出专利评估申请后,医院应定期组织评估,并及时反馈评估结果。

三、建立专利经费管理规定

专利申请通过评估后,对于医院决定申请专利的职务科技成果,允许发明人从其本人或其发明团队承担的科研项目(纵向科研项目需从"出版/文献/信息传播/知识产权事务费"科目中支出)经费中支出经费,用于承担专利申请,以及专利获得授权后3年内的年费等相关费用。专利转化取得收益后,发明人可凭其支付票据、院内申请报告作为依据,将其支付的专利申请、年费等相关费用作为成本从成果转化净收入中扣除,按比例返还至发明人,作为科研经费使用。

专利申请评估后,对于医院决定不申请专利的职务科技成果,医院与发明人订立书面合同,依照法定程序转让专利申请权或者专利权,允许发明人自行申请专利,获得授权后专利权归发明人所有,专利费用由发明人承担;专利转化取得的收益,扣除专利申请、运维费用等成本后,发明人根据约定比例向医院交纳收益。

第五节　护理人员参与编书相关事宜说明

一、编著或撰写护理书籍要求

护理人员在编著或撰写护理书籍时,应按照出版社关于书籍内容、篇幅、形式等要求按时完成。

1. 书稿内容要结合目标读者群体,做好书稿内容、知识范围和深浅、理论结构等方面的定位。同时要注意书稿内容的政治性、科学性、实用性、指导性和通俗性,保证内容准确、规范、不侵权且前后呼应。

2. 书稿篇幅应与内容相匹配,按要求控制文稿字数,可上下浮动5%。

3. 书稿形式一般包括封面、内封、序、前言、目录、正文、附录、索引、参考文献等。

二、护理人员参与编书在晋升和晋级中的作用

1. 护理人员聘任初级、中级、高级职称中,对于编著或撰写护理书籍者给予加分(上限5分)。加分标准见表7-3。

2. N4层级护士任职基本要求中,若近3年参编专业书籍一部,即满足申报N4的科研条件。

表7-3　编著或撰写护理书籍加分标准

著者	加分分值(分值/部)
主编	5
副主编	3
编委	2

第六节　科研绩效考核说明

护理科研同其他科学研究一样,具有探索性和创新性,护理人员通过进行科研工作可以

促进临床护理发展。医院通过科研绩效可提高护理人员的科研积极性,所以医院将护理科研绩效作为工作绩效的加分项进行,具体如下。

一、科研绩效分类

科研工作可以分为几类,如:专利、科研各种奖项、课题申报、论文发表。

二、科研绩效加分项目

(一) 专利

专利包括发明专利、实用新型以及后期专利转化。根据专利申请的难易程度,给予不同的加分并设上限。

(二) 科研各种奖项

获奖包括不同级别的奖项,如国家部委或全国性学会奖项、北京市/北京护理学会/院校奖项、医院内奖项,根据不同层面的奖项给予不同的加分。

(三) 科研课题

科研课题包括国家自然科学基金、北京自然科学基金/科技计划项目(首发/首特)、中华护理学会等全国性学会课题、院校课题。根据不同层面的课题,设置不同的标准,如科研课题包括国家自然科学基金、北京自然科学基金/科技计划项目(首发/首特)。因申报难度较大,所以申报或中标均有科研绩效加分,但中标分值更高。其他层面课题均为中标后有科研绩效加分。

(四) 文章

文章类别包括 SCI 收录期刊、国内核心期刊文章(论著类)、国内核心期刊文章(调查研究类)、国内核心期刊文章(综述类、个案类、经验总结类),非核心期刊文章和增刊文章不计分。不同的文章类别有不同的分值。文章加分计算方法 $= \dfrac{\text{文章总数} \times 40\% + \text{文章质量} \times 60\%}{\text{科室护士数量}}$,文章质量 = 文章数量 × 文章分值。

第八章

护 理 管 理

第一节　护理执行力

执行力是一种行动,是将计划转化为实践结果的过程,是理解、组织实施并完成任务的能力。护理执行力就是护理人员组织完成各项工作任务的能力。护理管理者应如何提升护理执行力,保障护理质量,提高护理服务满意度,是医院护理管理者应该密切关注的。

教学老师在病房中既是护士长的辅助管理者,又是病房护理任务的执行者,肩负着管理与护理的双重角色。在病房的管理中,既要不断提高自身的执行能力,同时也要引领团队提升执行能力。这样才能为患者提供高质量的护理服务,并且还能提高医院的整体护理水平。

> **案例**
>
> 医院开展"优质护理服务示范病房"评选活动,各病房均积极响应,护士长接到评选标准后,如何才能在有效的时间内保质保量的完成参评工作? 如何分配任务? 让我们带着问题一起来学习护理执行力。

一、执行力的概念

执行力就是贯彻落实各项方针政策、决策部署并实现既定目标的能力;是管理的不断优化、文化的建设与演进;是一套通过提出问题、分析问题、采取行动、解决问题来实现目标的系统流程;是一种组织能力,既渗透着组织的理想,也浸润着组织的文化,是以组织目标为导向,是实现组织目标的关键。

执行力的作用:执行力是成功的基础,是成功的关键,是组织和个人贯彻落实决策的力度,是体现战略和计划在实施中的实质价值。

二、护理执行力的概念

对护士个人而言,护理执行力就是护士执行并完成任务的能力。个人执行力包含目标设定力、岗位行动力、资源调配力、时间规划力、过程控制力和结果评估力。对于医院中不同层级的个体,完成任务所需要的执行技能并不完全一致,层级越高所需要的技能越全面。

对护理团队来讲,护理执行力就是护士团队执行并实现组织战略目标的能力。团队执行力包括：

1. 流程 即团队运作流程,包括管理流程和业务流程。
2. 技能 即团队成员的职业技能。
3. 意愿 即团队成员工作的主动性和热情。

流程、技能和意愿构成了团队执行力铁三角,各边边长越大,团队的执行力就越强。

三、护理执行力的主要影响因素

（一）决策因素

决策因素是团队执行力的首要因素。目标确定的错误会让执行变得无所适从。如果医院没有明确的、切实可行的战略发展规划,没有清晰的护理管理目标,护士得不到明确的指令,只能按照自己的理解和惯性去工作。这就使护士的工作重点与医院脱节,导致医院重点工作不能执行或完成。

（二）培训因素

1. 护士培训 成功的企业往往非常重视培训,除了严谨的培训体系外,还有严格的考核制度。绝大多数医院都有相关的护士培训体系,强调培训要有针对性和实操性。例如给新入职护士进行的培训,抢救危重患者的内容比重较大,却忽视了基础护理技能的夯实,虽然护士经过了培训,但由于培训缺乏针对性,新入职护士依然无法提高急危重症患者抢救的执行力。

2. 管理者培训 如果护士长缺乏科学的管理知识和有效的管理方法,就无法向护士准确地传达通知、布置明确的任务,使得护理团队执行力下降,工作条理性欠佳、偏离重点。

3. 制度因素 完善的管理制度有明确执行的标准和相应的奖惩,提高护士执行的热情。值得注意的是,在制订激励政策时,如标准过高,政策内容太过复杂,护士会认为很难得到奖励,会使激励政策作用大打折扣。

4. 管理因素

（1）科学的考核指标:对执行结果的考核指标要具有科学性,避免定性指标太多,例如团队精神、创新能力、忠诚度等,这些指标的考核人为因素较多,难以客观地衡量。

（2）及时跟进监督:在护理管理实践中,常常存在任务下达后缺乏跟踪监督,失察无力的情况。有时缺少配套的监督机制,或没有检查,或检查前紧后松,或管理者不主动深入基层了解情况。高层不重视,基层往往流于形式,忙于应付,制度或规定就难以得到有效执行。

（3）必要时纠错责罚:管理人员碍于情面,使得当罚不罚,破坏了制度,处罚不当或没有处罚也会影响执行力。

5. 体制因素 健全的体制是提高执行力的又一个重要因素。群体承担责任时,不仅要明确每一位员工的角色定位,确保事事有人做,人人有事做,还要将工作细分,提出衡量个人努力程度的指标,以使得考核更量化、更科学。护理系统要想成为一个有执行力的组织体系,就要具备合理的责权分配和明确的责任机制。如果工作任务职责分解得越清晰,执行也就越容易。

6. 信息因素 执行过程中的很多问题是由于信息不对称而产生的。例如护理管理者掌握全面的信息,但并没有将这些信息完整地传达给护士,没有解释信息的内涵,只是传达为"这是上级的要求,大家照做就好",作为执行者没有真正理解该如何去做,在执行过程中就会出现偏离的情况。

7. 文化因素　贯彻执行力不仅要靠方法,也要靠氛围,医院文化就是一种氛围,是一种共有的价值观,它力图通过影响执行者的意识进而改变心态,最终让执行者的行为发生改变。

四、护理管理者如何提升护理执行力

要切实提升护理执行力,护理管理者需在不断增强自身能力和素养的同时,带头坚定不移、不折不扣地执行上级领导和部门的决策部署,做到善于分解任务、制订计划、细化措施、落实责任、强化监督、总结评价。具体工作中必须做好以下几点:

(一) 抓好落实

这需要把握两点:合理分解任务及有效分配任务。合理分解任务就是将目标任务化整为零、分步实施,并对每一步提出具体要求。有效分配任务就是确定执行人,并力求做到使任务的属性同护士的个性特长相匹配,从而保证任务按时保质完成。

(二) 鼓励建言献策

个人的力量和智慧是有限的,通过设立合理化建议、意见本、定期召开民主生活会、个别交流、手机短信、网上留言等形式,广泛收集各方面的意见和建议,并对那些行之有效的建议给予表扬或奖励。

(三) 适当放权,抓大放小

要提升护理执行力,护理管理者就要懂得合理授权。这样,一则可以使自己从日常琐碎的事务中解放出来,进而把主要精力和工作重点放在任务落实与质量把控上;二则可以充分调动每位护士的积极性,使其特长和才能得以尽情施展。

(四) 既管理又服务

在管理的诸要素中,人是第一要素。要求护理管理者在按程序管理、按标准管理和按制度管理的同时,多些人文关怀,尽最大努力为他们提供帮助,使其将更多的时间和精力投入到工作和学习中去。

(五) 灵活有效地运用好各种机制

护理管理者需要认真研究所处科室内每个护理岗位的特点,不断完善和细化其上岗条件和岗位职责,积极建议分配机制和激励机制的改革。

案例

护士长在接到任务后,作为病房的管理者首先要认真理解活动意图,结合本病房的实际情况制订切实可行的计划。召开动员会,提高护士在思想上的重视度,按层级给护士排班;与医生沟通取得医生的支持及配合;与患者沟通,使患者及家属知晓此次活动。根据活动规则制订规章制度,实施流程,督查标准及奖惩制度。以身作则带领护士开始实施,并在实施中不断纠正偏差,及时归纳总结,树立标杆。很快优质护理就走向正轨,得到了医院的认可。

第二节 团队文化建设

一、团队及团队凝聚力

（一）团队的定义

团队是由员工和管理层组成的一个共同体，该共同体合理利用每一个成员的知识和技能协同工作，解决问题，达到共同的目标。管理学家罗宾斯认为：团队就是由两个或者两个以上的，相互作用，相互依赖的个体，为了特定目标而按照一定规则结合在一起的组织。

（二）团队的构成要素

团队的构成要素包括：①具有共同的目标；②成员之间互相依赖；③团队成员有归属感；④共同承担责任。

（三）团队精神的外在表现

一是积极的、向上的、充满活力的精神面貌、士气；二是强烈的责任心；三是强烈的集体荣誉感。

（四）团队凝聚力的定义

团队凝聚力是指团队对成员的吸引力，成员对团队的向心力，以及团队成员之间的相互吸引。团队凝聚力不仅是维持团队存在的必要条件，而且对团队潜能的发挥有很重要的作用。一个团队如果失去了凝聚力，就不可能完成组织赋予的任务，本身也就失去了存在的条件。

二、凝聚力高的团队特征

凝聚力高的团队其特点表现在：①团队内的沟通渠道比较通畅、信息交流频繁，大家觉得沟通是工作中的一部分，不存在沟通障碍；②团队成员的参与意识强，人际关系和谐，团队成员具有归属感，自豪感；③团队成员间彼此关心、相互尊重，有集体荣誉感，愿意承担团队任务；④团队为成员的成长与发展，自我价值的实现提供了便利条件。

三、如何建设凝聚力高的团队

（一）培养核心成员，树立一致的目标

团队建设的重点是培养团队的核心成员。护理管理者是团队的建设者，应通过组建智囊团或执行团，形成团队的核心层，充分发挥核心成员的作用，使团队的目标变成行动计划。

（二）护理管理者要做好团队协作与沟通

在一个团队中，每个成员都有自己的特点，护理管理者要善于用人之长，容人之短，做好团队的协作与沟通，充分调动护士的长处，使其能力得以充分施展。人无完人，每个人都有自己的短板，护理管理者还要有容人之短的胸怀，协助护士不断提升完善自己，如果只关注其短板，不仅个人得不到提升，甚至会影响整个团队。团队是一个完整的系统，存在各种关系与矛盾，成员间相互影响并相互制约，在相互促进中向前进。

（三）施行多重正向激励机制

"激励"的概念来源于心理学，意指持续激发个人动机的心理过程。通过激励，在个体内部和外部刺激的作用下，使得个体始终处于兴奋状态中，这也就是我们常说的调动人的积极性，从而引导团队实现预定的目标。

1. 对护理的重要岗位如护士长、教学老师、护理主管要竞聘上岗，开展护理理论知识竞赛、护理操作技术比武、护理查房大赛，营造积极向上、公平竞争的氛围。

2. 完善绩效激励,建立岗位管理机制,制订护士进阶方案,进行分级管理,按岗位设定系数,按质量管理进行工作考评,保证奖惩的合理性和有效性。

3. 每年评选优秀护士,以形成学习典范的氛围,在职称晋升和深造、绩效等方面给予倾斜,最大限度调动护士积极性。

4. 增加工作透明度,明确质量标准。开放、透明、规范的管理制度是保证团队执行力的前提,只有团队的每位成员知悉相关标准和规范,才能正确执行这些标准和制度。

5. 护理管理者注意挖掘每个护士的潜力,发挥每个护士的个体优势,如让责任心强、工作态度严谨的护士参与质控组;让善于讲解、临床操作强、临床经验丰富的高年资护士参与教学;让比较活跃的护士担任工会等科室文化建设;让思维敏捷且细心的护士参与病房管理。只有充分发挥集体的力量,调动每位护士的积极性,科室护理质量才会有质的飞跃。

案例

医院要求各病房制作健康教育的展板,A病房是将每一板块分配给两位护士,大家自顾自的忙了起来,找材料、查文献、配图、制作等等一系列的工作完成后,效果却并不理想,展板缺乏连贯性,内容不断的重复及赘述。B病房则将任务逐一分散,擅长查阅文献的护士负责查资料,擅长制作图片的护士负责构图等,充分发挥每位护士的优势,众人拾柴火焰高,大家全都参与不仅提高了团队的凝聚力,同时也获得了很好的效果。

第三节 沟通技巧与矛盾处理

案例

李护士为患者做治疗,按照顺序为每一位患者输液,在输到19床的时候,患者家属说"患者刚下地活动,暂时不想输液,等一会再过来吧。"李护士推着治疗车继续为其他患者治疗。过了两分钟,19床患者家属出来找到病房主管,说刚才输液的护士批评19床患者"事儿多",说患者现在被气得喘不上气,要求刚才的护士过来赔礼道歉,主管护士找到当事人,李护士说:"我没说他事儿多,凭什么要赔礼道歉。"

患者说护士批评他了,护士说"我没说",彼此间似乎陷入了拉锯战,病房主管护士一时也犯了难,一方面不能冤枉护士,另一方面家属又闹着要投诉。碰到这样的事情应该怎么处理呢?

在护理工作中,沟通无处不在,护士与护士之间,护士与医生之间,护士与患者和家属之间等等,如果沟通不畅,则会出现一系列不必要的问题和麻烦,所以掌握沟通技巧,学会矛盾处理的方法尤为重要。

一、常用的沟通技巧

(一)非暴力沟通

非暴力沟通以观察、感受、需要和请求为沟通的四要素,鼓励真实表达自己和努力倾听他人,从而避免指责、嘲讽、说教、臆断等沟通不当带来的伤害、对立与隔阂。非暴力沟通技巧强调对自身的感受、行为以及对他人做出反应时的选择负责,以及如何致力于建立协作性的人际关系。护士学会运用非暴力沟通,能在出现各种护患冲突时以理解和体谅对方为前提,并使护患双方都能充分表达需要和感受,不会再指责对方或埋怨自己,而是用心去了解对方的需要,用关爱去理解并包容。

(二) 面对面交谈

学会面对面交谈。在交谈、分析和教导的过程中去寻找问题的根源,找到解决问题具体的方法,从而将想法有效地传达给被面谈者,让被面谈者产生共识并切实改进。

(三) 恰当运用微笑

恰当运用微笑。心理学研究发现,笑容可以拉近陌生人之间的距离,会快速消除彼此的隔阂,表现出一定的亲和力。作为一种非语言的沟通方式,微笑能洋溢出使人倍感亲切的情感,这种真挚的情感交流更容易促成和谐,并有利形成融洽护理的环境和改变护患关系。

(四) 学会倾听

学会倾听是尊重他人的表现,也是达到有效沟通重要的环节,倾听能够充分体现关注及关爱,可以直接安抚对方的不良情绪、缓解对方心理上的压力。

(五) 语言沟通

语言沟通是人际交流的重要方式。护士要学会在沟通中,根据不同的对象,不同的环境运用恰当合适的语言,和患者进行沟通,充分发挥语言沟通的积极作用,注意说话的态度、语气、方式,语言应亲切、温暖、善意、礼貌。沟通内容以患者为中心,用专业知识为患者答疑解惑。同时可以运用赞赏或鼓励式语言创造和谐融洽的气氛。

(六) 肢体语言

护士可以通过目光、表情、动作等与患者进行沟通。护士需要注意端庄的仪表、适时的点头和微笑、温柔关切的目光、熟练的技术及沟通时的有效距离,同时护士在合适的时间倾听患者的诉说,同时换位思考对患者的痛苦表示理解和同情,与患者建立亲切、温暖、融洽的护患关系。

(七) 敢于道歉

要敢于道歉。道歉要有诚意,不能口是心非,道歉后要有行动,而不能仅仅停留在口头,事后要找出造成矛盾出现的原因,改变工作中的不足,避免类似事情再次发生。

二、常见护患沟通失败的原因

(一) 观念差异造成护患沟通障碍

传统的生物医学模式观念认为医生是上级,护士仅是在被动执行医嘱,所以导致患者不愿意和护士沟通,认为护士不能解决实际困难。同时护士也缺乏与患者沟通的主动性和自觉性,与患者沟通存在勉强沟通的现象,甚至害怕引起冲突或纠纷而采取不与患者沟通的态度。

(二) 沟通信息的偏差

在分析病情、评价治疗效果时,过多使用"没事""肯定会""不会"等不负责任或模棱两可的词语,容易造成患者误解或断章取义,从而影响沟通效果。

（三）对沟通时机掌握不适宜

护士与患者进行沟通时，不重视对方的想法和反应以及对内容的理解程度，只考虑自己是否能够完成工作。沟通内容与日常护理操作相分离，缺乏灵活机动性，甚至在患者病情危重、难以接受外来信息的情况下，不合时宜地进行讲解，从而削减沟通效果。

（四）护士自身知识不足或缺乏沟通技巧

当患者咨询问题或对病情、治疗等感到恐惧和焦虑时，护士不能很好地运用所学知识为患者解惑。

三、常见护患矛盾的原因

护患关系是护理实践活动中最基本的人际关系，这一关系的协调与否直接影响着整个医院护理实践活动的开展与良性运转。

（一）护士自身因素

1. 护士欠缺熟练的专业技能和牢固的理论知识，使患者对护士产生怀疑和不信任。

2. 个别护士态度差，缺乏爱心、耐心，对患者态度敷衍，引起患者不满，导致护患关系紧张。

3. 工作责任心不强，服务不到位；工作时精力不集中，粗心大意；巡视不及时，出现错、漏、忘等现象。

4. 护士态度不端正，缺乏服务意识。

（二）患者因素

1. 患者对护士要求过高，以自我为中心。

2. 患者缺乏医疗护理方面知识。对医疗发展现状、医疗水平的局限难以理解。对疾病的痊愈抱以过高的期望，一旦治疗效果与期望值发生偏差时即引起不满而发生冲突。

3. 患者及家属都希望既可以少花钱，病又可以治得好，尤其是慢性病患者，因为疗程长，预后差，当发生看病难、看病贵时也是引发护患冲突的原因之一。

四、避免护患矛盾的对策

（一）及时更新护理观念，树立以人为本的服务意识

推行人性化管理理念，提高服务意识和服务质量，加强沟通协调能力，及时发现矛盾冲突，将问题控制在最小化。

（二）刻苦钻研专业技术，提高护理服务质量

提高护理服务标准和质量是防止护患冲突的根本。所以只有将护理做到标准化、规范化，才能得到患者的满意。

（三）学习法律法规，强化护理人员的法律意识

引导广大护理人员学法、懂法、知法，依法行事，提高自我保护意识。同时对患者及其家属也要进行宣教与引导，使其了解就医过程中应履行的义务和责任。

案例

通过以上的学习，我们再来看看李护士的问题。护士长首先来到患者床旁了解了一下患者的情况，安抚患者的情绪，避免患者及家属情绪过于激动，同时也充分肯定了李护士平时的工作表现，对今天出现这样的事情表示歉意。之后也找到李护士询问了事情经过，护士长在与李护士的交谈中说："这位患者是一位90岁高龄的老人，这么大的年龄首先应该得到我们的尊重,年龄大的人难免会有些耳背,我相信你不会这样指责患者,但我认为你当时的态度一定不够好,如果当时多关心患者一句,比如您活动一会就回来输液吧,相信一定不会有这样的误会。"之后,护士长与李护士一同来到患者床旁进行输液,化解了中间的矛盾。

第四节 压力缓解方法

案例
　　患者护理服务访视结果中,有两位患者对小张的服务质量不满意。小张的护士长姓李,担任护士长 2 年,她的做法是在晨交班会上严厉地批评了护士小张,让她写检查并按规定扣除相应的奖金,如果你是小张的护士长你会怎样做呢? 让我们带着问题在本节课结束时再进行分析吧!

一、压力应对内部策略

(一) 自我缓解压力的方法

1. 注意劳逸结合,确保每天都有放松的时间。

2. 夜班前后做好准备,把熬夜对身体的损害降到最低程度。

3. 多与人交流沟通,学会倾诉,将内心的烦恼告诉合适的倾诉对象,以取得帮助和启发,继而达到心态平衡,取得较好的减压效果。

4. 转移注意力,这种方式适合于短期的情绪调节,为压力事件发生到个体接受或寻找解决方法提供缓冲期,长时间的注意力转移则易出现逃避心理。

5. 培养良好的心态,正确评价自己,对自己有合理的预期和评价,做力所能及的事情。

6. 掌握好专业技能,持续学习新理论、新技术,有利于提高工作效率,从而减少工作压力及工作带来的困扰。

7. 丰富个人业余生活,发展个人爱好,能增添生活乐趣,调整生活节奏,把自己从单调紧张的氛围中解脱出来。

8. 利用假期外出旅行。

9. 运动可以缓解压力,值得注意的是,选择自己喜欢的运动,枯燥的锻炼往往起不到减压的效果。

10. 通过饮食调节,含维生素 B_1 的食物可以亢奋精神,如燕麦、瘦猪肉、牛奶、蔬菜等。含硒较多的食物可以增强抗压能力,如大蒜、洋葱、海鲜类、全谷类等。

(二) 应用正念减压疗法

正念减压疗法(mindfulness-based stress reduction,MBSR)是基于卡巴金理论心智觉知模式的压力管理疗法,其作为一种新兴的心理治疗方法已被证实可以有效降低个体压力水平,加强情绪管理,提升个体主观幸福感。正念减压疗法的核心是正念冥想练习,包括正式和非正式的冥想练习。个体可通过正念冥想练习达到忘我境界的心灵自律行为,放松身体和心情。正念冥想训练可调节大脑神经电活动以促进个体记忆、注意力和情绪调节能力的发展,增进身心健康。

正念冥想练习具体方法:首先选择舒适体位,闭眼,腹式呼吸,个体有意识地把注意力集中在当前内在或外部体验之上,如呼吸、心跳等,对其不做任何主观判断。其次,通过自我引导,积极暗示形成稳定的正念状态来处理负性情绪,接纳烦恼或正面负性情绪,意识到当前不愉快的体验终将消逝。正念冥想练习每日可重复多次,时间可根据个体意愿调整。向护士引入正念减压疗法概念并教会应用,调节护士负性情绪,提高护士抗压能力,进而提高心身调节能力。

二、压力应对外部策略

(一)合理调整人力资源配置

工作负荷重是护士最常见的压力源,特别对于一些危急重症患者多、工作量饱和及倒班频繁的科室,管理者可根据具体情况增加此类特殊科室的护士人数,分担其工作量,必要时实行人员轮转制度,缓解工作压力。优化科室绩效考核,体现多劳多得,避免护士人力资源分布不合理。

(二)善用正强化激励

良言一句三冬暖,恶语伤人六月寒。对护士多用正强化激励法。管理者对做得好的护士给予表扬,应用表现好的护士带动大家,当有进步时,要给予赞美,鼓励再接再厉。遇到事情大家集中考虑解决问题,吸取教训,以此为戒,代替责备,在教导护士的同时也应该安慰护士、肯定护士,让护士有归属感。

(三)巧用心理授权

心理授权是指授权的个体内心体验的总和,表现为工作意义、工作自主性、工作自我效能感及工作影响四个维度。研究表明,护士心理授权与职业倦怠及离职意愿均显著相关,护士心理授权在职业倦怠和离职意愿之间起中介作用。管理者应多给予护士自主决策权,使护士感觉到被充分的信任与重视,增强其自我效能感,从而减轻职业倦怠。

(四)开展巴林特小组培训

巴林特小组可以提高医务人员的应对方式,有效削弱压力的不良影响,使个体保持身心健康。巴林特小组应用于护理,主要针对护士在与患者或家属互动过程中出现的负性情绪等压力事件,关注的是护患关系,重点讨论护患双方的感受和情绪,对事件本身不评判、不指责、不给建议,这种互助式的团体培训方式,使护士获得了来自同事的支持。护士同事支持系统的建立,能够为护士提供安全感和用以应对压力的条件,有利于护士自身应对能力的培养和锻炼,帮助遭遇压力事件的护士渡过情感危机,并在面对挫折和压力时表现出更多的积极应对方式。

案例

大家学习了《压力缓解办法》这一节,咱们在一起回顾一下刚才谈到的李护士长和护士小张的案例,你如果作为护士长应该怎么做呢?

1. 护士长首先要关心护士的生活,及早发现小张的家庭问题,帮她疏解心理问题,减轻她的压力。另外还可以找与她私下比较要好的同事、朋友,让她们主动与小张沟通,给予情感支持。

2. 护士长要充分理解小张,她平时的工作表现说明小张是个工作努力且有上进心的好护士,护士长要肯定她的表现,可以私下找她面谈,谈话时表达出对她充分的理解和肯定。

3. 如果病房人力充足,小张这段时期情绪不稳定,可给予短暂休假,以防护士在情绪压力大的时候出现不应发生的医疗差错事故。

4. 即使要给予相应的经济处罚,也应该提前跟护士小张做好沟通,让她认识到自己的错误,也感受到护士长对她的关爱,从情感上让她能得到安慰。

第五节 时间管理

时间是知识经济时代的第一资源,而且具有不变性、无存贮性和无替代性的特点。时间重要,科学的时间管理更重要,时间管理是有效行动的前提。护士通常需要在限定的时间内完成多个患者的护理任务,还可能随时要处理急危重症,因此,一名优秀的护士不仅要掌握娴熟的操作技能,更需要具备管理时间的能力。这种能力可以在后天环境、教育及主观努力的共同作用下逐渐形成。

> **案例**
>
> 小兰是一名外科病房的临床教学老师,今日正好是病房的手术日,同往常一样忙碌。正在接手术的时候,来了两名第一次生产实习轮转的同学,需要带教。同时一个护士找她说有个患者需要输液,血管条件特别不好,扎了2针还没成功,请她去帮忙。病房的主管也找她,有个来自护理部的电话需要接听。作为教学老师,您也许也碰到过这样的情景。刚到科的实习同学,没人带教,教学工作会被批评;患者等着输液,等待时间长了,患者可能会投诉;电话也需要马上接听,不可能长时间等待。该怎么办呢? 让我们一起学习"时间管理"。

一、时间管理的概念

时间管理(time management)是为了提高时间的利用率和有效性,而对时间进行合理的计划和控制、有效安排与运用的管理过程,是一个有计划的流程、技巧和工具的组合。时间管理的对象不是"时间",而是面对时间所进行的自我管理,即人们必须引进新的工作方式和生活习惯,包括制订目标、周密计划、合理分配时间、权衡轻重和权力下放,加上自我约束,持之以恒,才能提高效率,达到事半功倍。

> **时间管理的发展历程**
>
> 美国的管理学大师史蒂芬·柯维把时间管理理论分为4代:
> 第1代:着重利用便条和备忘录,只是纯粹地记录所需要完成的工作。
> 第2代:强调规划与准备,其任务就是制订时间计划表和日程表。
> 第3代:强调效率,就是以价值为导向的学习和工作方式,做最主要的事。
> 第4代:时间管理理论则注重"以人为本",主张关键在个人管理,强调切实改变。

生活品质及人重于事,效能高于效率。

国内有学者提出第5代时间管理的概念,强调生活和工作的平衡,本质上与第四代无较大改变。

二、时间管理的研究维度

时间管理的研究目前主要基于2个维度:企业、行政管理维度和心理学维度。

(一) 企业、行政管理维度

欧美一些行为学家和管理学家经过几代人的努力,将时间管理学发展成了一门学科。

管理学认为时间管理理论共划分为四代,每一代都是以前一代为基础,逐步地发展、完善。国内基于这一维度的研究主要集中在职业经理人、管理工作者,偏重于工程管理与项目管理,结合计算机信息系统分析。

有研究将时间管理定律应用到了夜班工作管理上,基于夜间人员少、工作量大、任务多,通过树立时间观念、做好计划、合理安排时间、熟悉业务、重点运筹和复线运筹、多与家属沟通、保持环境有序等做好时间管理,提高了工作效率。还有将时间管理应用于改进入院护理及抢救患者的流程上,取得了较好效果。时间管理方法不仅被应用于护理工作内容的安排,还被应用于沟通、流程再造等领域。此外,时间管理问题是根本,科学实施时间管理是关键,学习和灵活应用各种时间管理方法,并在实践中进行持续检验提高。

(二) 心理学维度

时间管理倾向的研究开始于 20 世纪 80 年代,引起心理学界的广泛兴趣。时间管理倾向是个体在对待时间功能和价值上,在运用时间方式上所表现出的心理和行为特征。它与自我价值感、主观幸福感、心理健康、成就动机、生活质量、心理控制源等动机、人格等因素相关。目前,国内学者对时间管理的研究基本上统一于"时间管理倾向"的三维结构模型,即时间管理倾向由时间价值感(社会取向和个人取向)、时间监控观(设置目标、计划、优先级、时间分配和反馈性)和时间效能感(时间管理效能和时间管理行为效能)三个维度构成。

三、时间管理的常用方法

(一) ABC 时间管理法

由美国企业管理顾问莱金提出,根据工作任务重要性分成 A、B、C 3 个等级,A 级为最重要、必须完成的工作;B 级为较重要应该完成的工作;C 级为较不重要的工作,即可以暂时搁置的工作。ABC 时间管理法的应用,分清主次,统筹兼顾地处理繁杂的护理工作,使护士有条不紊地完成大量工作,提高护理效率,保证护理质量,真正实现"把护士还给患者",体现了"以人为本"的整体护理内涵。

使用 ABC 时间管理分类法的步骤为:

1. 前一天工作结束时列出第二天全天工作清单。这样不仅可以减少遗忘,而且还能使大脑在下班后得到解放。

2. 对清单上的工作进行整理。一些固定的工作,如参加交班、核对医嘱等,按照时间列入日程表,或在日程表中空出相应时间。

3. 对其他不固定的工作内容进行 ABC 归类,并填写日程表(表 8-1),确定完成时间。

表 8-1　ABC 时间管理日程表

类别	工作项目	预计完成时间	实际完成时间
A	(1)		
	(2)		
B	(1)		
	(2)		
C	(1)		
	(2)		

(1) 在完成工作时要注意 A 类的事情最重要,B 类次之,C 类可以放一放。如果把 A、B 两类事情办好,就完成了工作的 80%,若电话催问 C 类的事,就可以把此事列入 B 类,若有人

亲自上门催问,就可将其划入 A 类。这就称为"有计划的拖延"。

（2）每日反复循环自我训练,不断总结评价,可以节约时间。

（二）生理节奏法

通过研究个体效果最佳的时段进行学习和工作。受生理因素的影响,每个人一天中不同时间点的精力状态不同,因此生理节奏法强调在个体最佳时段进行学习或工作,按照自己的生理节奏变动规律曲线来安排工作,尽量将每日重要的、必须优先完成的事项安排在自身精力最充沛的时间以此提高工作效率。一般而言,人在上午精神体力最好,午餐后精神体力较差。

（三）20/80 时间管理法

由意大利经济学家巴莱多发明,也叫巴莱多定律。这种方法基于 80/20 原理,认为决定工作成败的关键在于 20% 的关键事件,只要抓好这"少数的关键",就能胜任工作,因此强调把时间用在最见成效的地方。其对护理工作的启示是:在工作中,应避免将时间花在不重要的、琐碎的多数问题上,而应将时间花在重要的少数问题上。

（四）日程表时间管理法

将各种任务按照轻重缓急在时间表上列好,照表行事。杜拉克时间管理法,认为有效地管理不是从任务开始而是从管理时间开始的。

（五）艾森豪威尔十字时间计划法

类似于 ABC 时间管理法,根据重要性和紧迫性两个维度划分 4 个象限。处理顺序为Ⅰ→Ⅱ→Ⅲ→Ⅳ。处理原则是马上完成并且尽量避免扩大Ⅰ类事情,尽量减少或授权别人去做Ⅲ类事情,定出计划多花时间在Ⅱ类事情,能不做就不做Ⅳ类事情。根据护理专业和工作特点,合理划分各项工作,分清轻重缓急和优先次序。这种方法简单易行,解决主要矛盾,保证完成重要事情,还能兼顾一般事情。

四、时间管理在护理工作中的意义

（一）提高工作效率,减轻护士职业倦怠

对于临床护士来说,具有较好的时间管理能力可以提高工作的效率和减轻职业倦怠。研究表明,低年资的护士管理和利用时间的能力与工作效率成正比,即越会管理和利用时间的护士,其工作效率就会越高,而且职业生涯适应力也会越好。应用时间管理法后,护士的职业衰竭和去人格化倾向均有所降低,高度工作倦怠感下降显著。

（二）动力作用

时间管理对于个体具有一定的动力作用,它能够促使护士朝着自己的目标行动。在护士的职业生涯中,那些认为时间宝贵、有紧迫感的护士往往对时间的认识和体会是积极的,并且他们善于通过设立短期和长期目标来达到自己的职业目标。

（三）降低成本

将时间管理方法应用于手术室的护理工作中可使第一台手术的延误率明显降低,同时患者的等候时间也较前缩短,因而提高了手术间的利用率和周转率。节约时间意味着多项成本的降低,从而提高了医院的效益。

（四）提高护理质量和患者满意度

通过时间管理,护士的工作目标明确,焦虑情绪得到缓解,消除了做事止步不前和做事拖拉的消极心理,服务质量和工作效率均有不同程度提高。时间管理可以明显降低护理不良事件以及护理投诉的发生率,从而提高患者对护理工作的满意度。

五、护士时间管理的技巧

（一）加强护理专业知识和技能操作学习

护士自身要做到知识丰富、技术娴熟，避免因知识的欠缺及技能操作不熟练而导致时间浪费。强调疾病护理知识的丰富性、全面性和准确性，技术操作的娴熟。

（二）学会对付时间窃贼

最常见的导致时间浪费的是时断时续的工作方式，这是因为中断会破坏思维的集中。而且一旦工作被中断后，可能要花费更多的时间才能完成。因此，护士应善于排除干扰，集中精力，保持时间利用的相对连续性，专心致志做事可以提高效率，避免重复劳动。

（三）同一类护理工作最好一次完成

如为多位患者执行膀胱冲洗、更换引流袋和会阴擦洗等操作时，可先将所有所需用物准备好，放在治疗车上，护理完一个患者更换一次手套，直至所有操作完成，避免护士往返取物，浪费时间。

（四）提高沟通和控制情绪的能力

高效的沟通可避免时间浪费，从而在一定程度上提高工作效率。同时，护士应注重提高自身的心理素质，学会控制自己的情绪，避免因为情绪波动而影响工作，进而浪费时间。

（五）保持整洁的工作环境

工作环境的不整洁、工作用具及资料的摆放无序是造成工作效率低下和工作计划难以完成的又一原因。病房每天都可能接收来自各个部门的各类文件和通知，及时对文件进行分类整理，工作用具摆放恰当，运用电子化办公手段提高工作效率。

时间管理在我国护理中的应用和研究均较晚，只有掌握时间及时间管理的特征，学会其运用方法及技巧，才能成为时间的主宰。因此有必要对护理人员进行时间管理培训，提高其时间管理意识，发挥自主管理职能，使其能将时间管理理念自觉运用于工作中。时间管理不应局限于一种方法，而是遵循一种有利于自己不断进步原则下的综合方法。因此，各类事件的分类不是绝对的，时间管理的方法和原则不仅可以运用在工作中提高工作效率；还可以运用在生活之中用来合理安排每天的日常事务，使自己能够保持充沛的精力参与工作，保持生活与工作的相互促进，这也符合时间管理"以人为本，强调效果胜过效率"的理念。

案例

小兰在同时接到这三项任务后，利用十字时间计划法，根据事情重要性和紧迫性两个维度进行划分。患者输液列为Ⅰ类事件，接听电话列为Ⅱ类事件，实习同学带教列为Ⅲ类事件。首先她来到患者床旁，认真查看了血管情况，安慰了患者，让他稍作休息后在来给他静脉穿刺。然后来到护士站，接听电话，记下护理部下发的教学检查的通知。同时她授权一位临床带教经验丰富的护士带教两名实习同学，介绍环境、病房布局和仪器设备使用。这时她再回到病房给患者静脉穿刺，顺利地完成了所有任务。

附　录

附录 1　专科护士申请表

所在科室：　　　　手机：　　　　工号：

姓名		性别	
出生日期		民族	
参加工作时间		政治面貌	
最高学历/学位		最高学历/学位 毕业学校、专业	
E-mail			
现任技术职务		聘任现技术职务 单位及起始时间	
申请技术职务		取得资格时间	
本科室工作时间		外语情况	语种级分

学习简历	起止时间	毕业院校及专业（从高中毕业之后填起）	学历/学位

工作经历	起止时间	单位	从事专业	专业技术职务

重要进修学习培训经历（时间、地点、内容）

主要工作描述
科研工作描述(填本人承担或参与的科研课题名称、时间、经费、课题组排名;发明专利等)
教学工作描述(填写本人主要教学内容、工作量或教学课时)
本人已公开发表的论文论著
本人专业技术特长简介
任现职期间,其他情况(获奖、学术兼职、支边支农、有无一票否决情况等,提供证明或复印件)

附录2　____年本院专科护士工作情况评价表(自评)

请××年×月×日之前拿到专科护士证书者填写

1. 您的真实姓名[填空题]＊

_____

2. 您的本院工号[填空题]＊

_____

3. 取得专科资质认证的时间[填空题]＊

_____

4. 您的工作年限[填空题] *

_____

5. 您入院工作的时间为[填空题] *

_____

6. 所在大科[单选题] *

7. 您的专科认证资质为[多选题] *

急诊急救

重症

手术室

……

8. 您取证前有哪些社会任职[填空题] *

_____

9. 您现今有哪些社会任职[填空题] *

_____

10. 你现今的工作岗位[单选题] *

○ 护理类

○ 非护理类

11. 您取证前的职务[单选题] *

○ 无

○ 教学老师

○ 护理主管

○ 护士长

○ 总护士长

○ 其他,具体为_____ *

12. 您现今的职务[单选题] *

○ 无

○ 教学老师

○ 护理主管

○ 护士长

○ 总护士长

○ 其他,具体为_____ *

13. 您取证前的职称[单选题] *

○ 护士

○ 护师

○ 主管护师

○ 副主任护师

○ 主任护师

14. 您现今的职称[单选题] *

○ 护士

○ 护师

○ 主管护师

○ 副主任护师

○ 主任护师

15. 本年度发表文章(提示:仅限核心期刊,请填写本年 1 月~12 月发表文章数)

综述:_____篇

论著:_____篇

个案及经验总结:_____篇

小经验:_____篇

SCI:_____篇

16. 本年度科研学术成果(提示:请填写本年 1 月~12 月排名前三的科研立项数及护理成果奖数)

院内外课题:_____项

护理成果奖:_____项

获得专利:_____项

17. 您目前是否为院内专科护理小组成员[单选题]*

□ 是,参加的专科小组为_____

□ 否

18. 您本年度承担院内外及科内各类专科授课共计_____次[填空题]*

_____

19. 您明年希望护理部重点提供哪些专项培训项目?[多选题]*

□ 专科方面

□ 科研方面

□ 教学方面

□ 管理方面

□ 人文方面

20. 您对更好地发挥专科护士作用有何建议:[填空题]*

_____

附录3 ____年专科护士工作情况评价表(他评)

请××年×月×日之前拿到专科护士证书者填写

1. 评价本次专科护士,请填写他的真实姓名[填空题]*

_____

2. 他的工号是[填空题]*

_____

3. 所在大科是[填空题]*

4. 他现今所在的具体科室［填空题］

5. 他的专科认证资质为［填空题］*

6. 请根据实际情况打分："1 到 10"表示"非常不满意到非常满意"［矩阵量表题］

	1	2	3	4	5	6	7	8	9	10
业务能力	○	○	○	○	○	○	○	○	○	○
教学能力	○	○	○	○	○	○	○	○	○	○
科研能力	○	○	○	○	○	○	○	○	○	○
工作表现	○	○	○	○	○	○	○	○	○	○
专科带头作用	○	○	○	○	○	○	○	○	○	○

7. 此专科护士承担了本科室的哪些专项工作？［多选题］*

　□ 专科方面＿＿＿＿＿＿＿＿＿＿＿

　□ 教学方面＿＿＿＿＿＿＿＿＿＿＿

　□ 管理方面＿＿＿＿＿＿＿＿＿＿＿

　□ 科研方面＿＿＿＿＿＿＿＿＿＿＿

8. 您认为明年护理部为专科护士应重点提供哪项专项培训项目？［单选题］*

　○ 专科方面

　○ 科研方面

　○ 教学方面

　○ 管理方面

　○ 人文方面

附录4　北京协和医院新入职护士规范化培训大纲

为贯彻落实原国家卫生计生委办公厅关于《新入职护士培训大纲（试行）》要求,规范新入职护士轮转培训工作,提高新入职护士轮转培训质量,加强新入职护士队伍建设,制订本培训大纲。

一、培训目标

以护理学理论为基础,以群众卫生服务需求为导向,通过较为系统的护理相关理论学习和实践技能培训,培养具有高尚职业道德和良好专业素质,热爱护理学事业,掌握护理专业基本知识和技能,达到护理岗位胜任力基本要求,能够提高临床护理质量、保障医疗安全、满足群众健康需求的合格临床护士。

二、培训对象

护理专业院校毕业后进入医院从事临床护理岗位工作的新护士。

三、培训时间和方式

（一）培训时间

1. 岗前培训（三基三严）:1周,医院护理部组织统一培训。

2. 岗位培训(临床实践):24 个月,含手术科室、非手术科室、急诊重症及手术室;大科制订轮转计划(新护士岗前培训期间大科教学组制订,上交护理部备案并统一协调)。

(二) 培训方式

新护士规培实行导师制。每名新护士有 1 名主导师和 1 名副导师。主导师负责两年规培期间的思想教育、规培全程总计划的协调落实、学习生活方面的关怀等。副导师为轮转各个科室的带教负责老师,具体负责该科室轮转期间的计划落实。每个导师负责 2~3 名新护士,每个副导师带教 1 名新护士。

培训采用模拟教学、案例分析、临床查房、操作示教、个案护理、线上线下授课等授课方法,灵活安排培训内容,重在护理岗位胜任能力的培养。

四、培训内容及要求

(一) 护理基本理论知识及操作培训

1. 基本理论知识　法律法规、规范标准、规章制度、安全管理、护理文书、健康教育、心理护理、沟通技巧、医学人文、职业素养等。

2. 常见护理操作培训　洗手法、无菌技术、生命体征测量技术、标本采集法、穿脱隔离衣技术、物理降温法、血糖监测、口腔护理技术、经鼻/口腔吸痰法、雾化吸入技术、氧气吸入技术、导尿技术、心肺复苏术(CPR)、心电监测技术、除颤技术、口服给药法、胃肠减压技术、密闭式静脉输液技术、密闭式静脉输血技术、静脉采血技术、静脉注射技术、肌内注射技术、皮内注射技术、皮下注射技术、患者约束法、轴线翻身法、患者搬运法等。

(二) 专科理论知识及操作培训

主要包括手术科室、非手术科室、急诊重症、手术室等专业理论知识和相关专业操作。要求在第一年完成初级通科护士的培养;第二年继续深化培训,完成岗位胜任者的培养。

五、组织管理

护理部负责培训的组织与管理,并制订具体的培训计划和管理方案,调动临床中专业过硬的护士,充分发挥医院人才培养的作用。组织管理结构如下:

1. 领导小组　负责制订新护士培训计划、不断完善培训方案,协调和解决培训过程中的相关问题。

2. 工作小组　选拔及培训新护士导师,落实新护士培训方案,对各科室新护士培训情况进行督导。

3. 新护士导师　分为主导师和副导师,执行导师职责,完成带教任务。是新护士规范化培训的重要环节。

六、考核与评价

(一) 考核与评价内容

考核及评价部分主要围绕新入职护士核心胜任力展开,主要包括的内容见附表4-1。

附表 4-1　新入职护士核心胜任力

职业素养	知识能力	患者照护	沟通合作	教学能力	终生学习
职业道德	医学知识	患者护理	医患沟通	临床带教	自我学习
人文素养	护理知识	爱伤观念	团结合作	医学科普	循证护理
敬业精神	临床技能	健康宣教	领导能力	专科教育	批判性思维
利他精神	临床思维	延伸护理	管理能力	授课能力	研究创新

（二）考核与评价方式

新入职护士的轮转考核分为大科考核和护理部考核相结合,同时新护士需根据《新护士规范化培训评价手册》完成日常护理部、大科及病房的培训内容,并进行日常自评。对考核不合格者实行淘汰制。

附表 4-2　考核与评价方式

考核与评价	第一年	第二年
护士自评、病房护士长评分	每月一次	每三个月一次
科室理论及操作考核	每半年一次	每半年一次
护理部考核	年底,完成理论及操作考试,转正	年底完成终期评价

七、定科方式

新入职护士在完成两年规范化培训后,采取双向选择和按临床需求的分配原则进行分配。

第一年新入职护士可填报轮转志愿,由护理部统筹安排。第二年采取轮转科室竞争机制:第一年表现优秀者优先选择科室;研究生优先。（研究生定向科室更精准,以便为今后护理研究方向打好基础）

参考文献

[1] 郑修霞.护理教育导论[M].北京:北京大学医学出版社,2011.

[2] 姜安丽,段志光.护理教育学[M].4版.北京:人民卫生出版社,2017.

[3] 吴欣娟,张俊华.护士长必读[M].北京:人民卫生出版社,2013.

[4] 赵丽萍.教学护士临床工作手册[M].北京:人民卫生出版社,2018.

[5] 郑修霞.护理教育学概论[M].北京:北京大学医学出版社,2007.

[6] 王淑珍.以团队为基础的学习(TBL)——医学教育中的实践与探索[M].南京:东南大学出版社,2015.

[7] 靳玉乐.主题式教学设计[M].成都:四川教育出版社,2013.

[8] 张晓静,吴欣娟.临床护理情景模拟案例与标准化病人应用[M].北京:科学出版社,2017.

[9] 吴欣娟,张晓静.实用临床护理操作手册[M].北京:中国协和医科大学出版社,2018.

[10] 张勤,涂文记.客观结构化临床考试理论与实践手册[M].北京:中国协和医科大学出版社,2018.

[11] 王以朋,管远志.北京协和医院标准化病人培训手册[M].北京:人民卫生出版社,2013.

[12] 李小妹.护理教育学[M].北京:人民卫生出版社,2002.

[13] 冯维.高等教育心理学[M].重庆:重庆出版社,2006.

[14] 潘绍山,孙方敏,黄始振.现代护理管理学[M].北京:科学技术文献出版社,2000.

[15] 夏海鸥.护理教育理论与实践[M].北京:人民卫生出版社,2012.

[16] 吴彦文.信息化环境下的教学设计与实践[M].北京:清华大学出版社,2018.

[17] 唐瓷.信息化教学设计理论与实践[M].北京:科学出版社,2016.

[18] 李峥,刘宇.护理学研究方法[M].2版.北京:人民卫生出版社,2018.

[19] 史瑞芬,张晓静.护理管理者素质与能力修炼[M].北京:人民卫生出版社,2015.